青春文庫

最新ポケット版

農薬・添加物はわが家で落とせた

絵でみてできる台所の知恵

増尾 清

青春出版社

はじめに

1993年に出版しました『農薬・添加物はわが家で落とせた』は、読者の好評を得て54刷のロングセラーとなりました。それを最新版としてまとめ直したのが2008年の『最新版　農薬・添加物はわが家で落とせた』です。おかげさまで、こちらも多くの読者に受け入れられたため、1994年に出版した『加工食品の〝体に毒〟はこう落とせる』も2008年に『最新版　加工食品の添加物はわが家で落とせた』として改訂しました。

新書判で出版した、この2冊を合本し、手軽に、台所で使いやすいようにと文庫にしたのが本書です。

私も90歳になりました。

食品の安全と向き合って、人生のほとんどを過ごしてきたと言っても過言ではありません。

私たちの食卓を取り巻く環境は改良された部分もあるとはいえ、遺伝子組み換え食品問題、JAS法の大幅改正、BSE問題、ポジティブリスト制度の施行、トランス脂肪酸問題、中国産食品の残留農薬問題、偽装表示など、まだまだ不安がいっぱいです。

長く言い続けていることではありますが、残念ながら、食の安全は自己防衛しかないのではないかと痛感するばかりです。

今の世の中、化学汚染と無縁に暮らすことは不可能。この本は、それぞれの食品の選び方から、安全に食べるための下ごしらえや調理の工夫、そして食べ合わせ等の食べ方まで含めた、安心のコツを満載しました。

すべての食べ物に対して完璧に安全なんてありえないので、自己防衛法を4段階に分けて、総合的に安全性を高めていく方法を提唱することにしています。

それが私が「食の安全体系」と呼んでいる次の4ステップです。

①選び方で防ぐ。

②調理の下ごしらえで不安物質を取り除く。
③活性酸素を防ぐ工夫をする。
④免疫力を高める食事をする。
この中でも、特に「①選び方で防ぐ」「②調理の下ごしらえで除毒する」は、食の安全を高める上でも大変重要なのです。

なお、本書の調理による下ごしらえの除毒法は、国内産食品であれ、輸入食品であれ、いずれにも効果を発揮すること、また放射性物質の不安についても有効であることを申し上げておきます。

「旬のおいしいものを、おいしいうちに、うまい方法で食べる」。この健康的な食生活の基本をふまえたうえで、より安心して食べたいもの。早速ページを開いて、ご自身とご家族の健康を作り出していただければと思います。

2016年　夏　　　　　　　　　　　　増尾　清

この4ステップで、安全を確保しよう!

① 選び方で!

生産地、原材料、どんな添加物が使われているか……など表示をチェックして少しでも安全な食品を選ぶ。

とは言っても、表示の偽装などの問題もあとをたちません。だから……

↓

② 下ごしらえなどの調理法で!

買ってきた食品を、自分の家で除毒する。料理に使う前に「湯通し」したり、「みそやしょうゆなど調味料に漬けたり」……、ひと工夫で、有害物質は減らせます。

とは言っても、100パーセント添加物などをシャットアウトするのは無理。だから……

↓

③ 食べ方で!

不安な食品を食べるときに一緒に食べると、害が減らせる食べ合わせがある。解毒作用のある食材、スカベンジャー(体の中の活性酸素を防ぐ抗酸化物質)的食べ方の工夫をする(本書でも、できるだけ掲載しました)。

↓

④ 免疫力を高める食事をする!

除毒の最終ステップとして、免疫力をアップする食事を考えます。

最新ポケット版　農薬・添加物はわが家で落とせた　目次

1 野菜

心配な農薬も「洗い方・捨て方」を知るだけで一掃できる

——ほうれんそうは切ってからゆでる、キャベツは表の皮1枚が決め手…27

2 果物

3 魚・貝

5 加工食品

6 主食

7 調味料

「製造方法、ラベル」から安全なものを見抜く知恵 273

——「うす口＝塩分控えめ」「ノンオイル＝ヘルシー」とは限らない

8 飲み物・お菓子

「選び方・浄化法」が大事です
――茶葉はお湯で洗う、ジュースは表示のウラを読む… 303

★ひと目でわかる絵さくいん

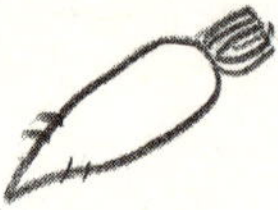 だいこん➡58	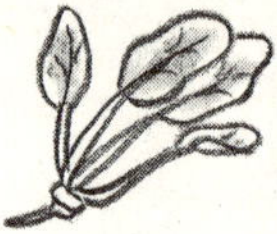 小松菜➡42	**1 野菜**
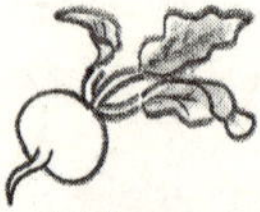 かぶ➡60	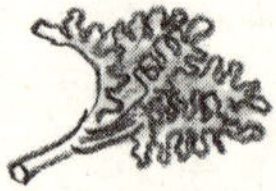 しゅんぎく➡46	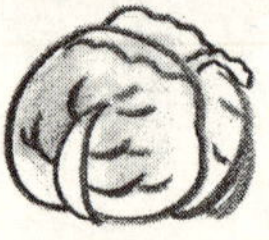 キャベツ➡28
 かぼちゃ➡64	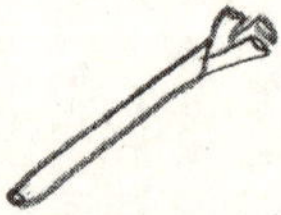 ねぎ➡50	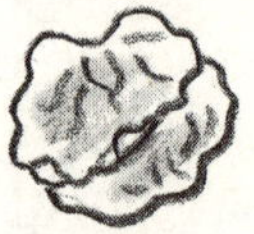 レタス➡32
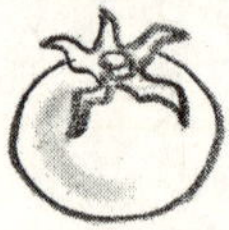 トマト➡67	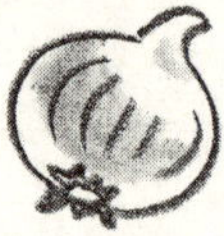 たまねぎ➡52	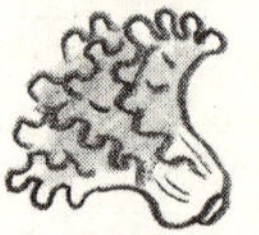 サニーレタス➡34
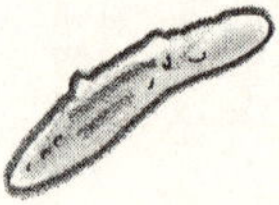 きゅうり➡70	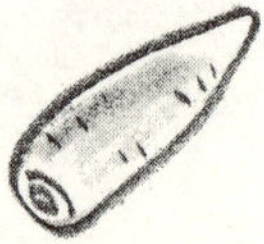 にんじん➡54	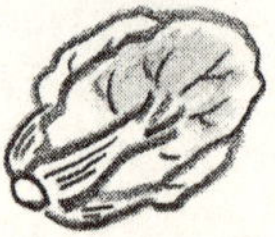 はくさい➡36
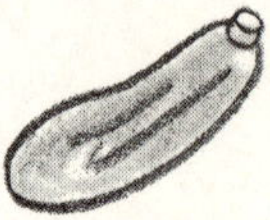 ズッキーニ➡74	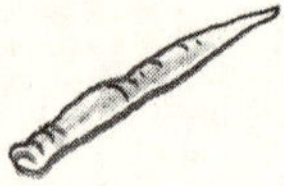 ごぼう➡56	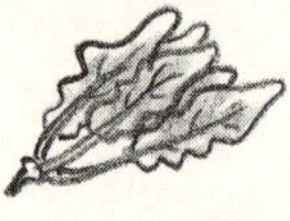 ほうれんそう➡38

※数字はページ数を表します

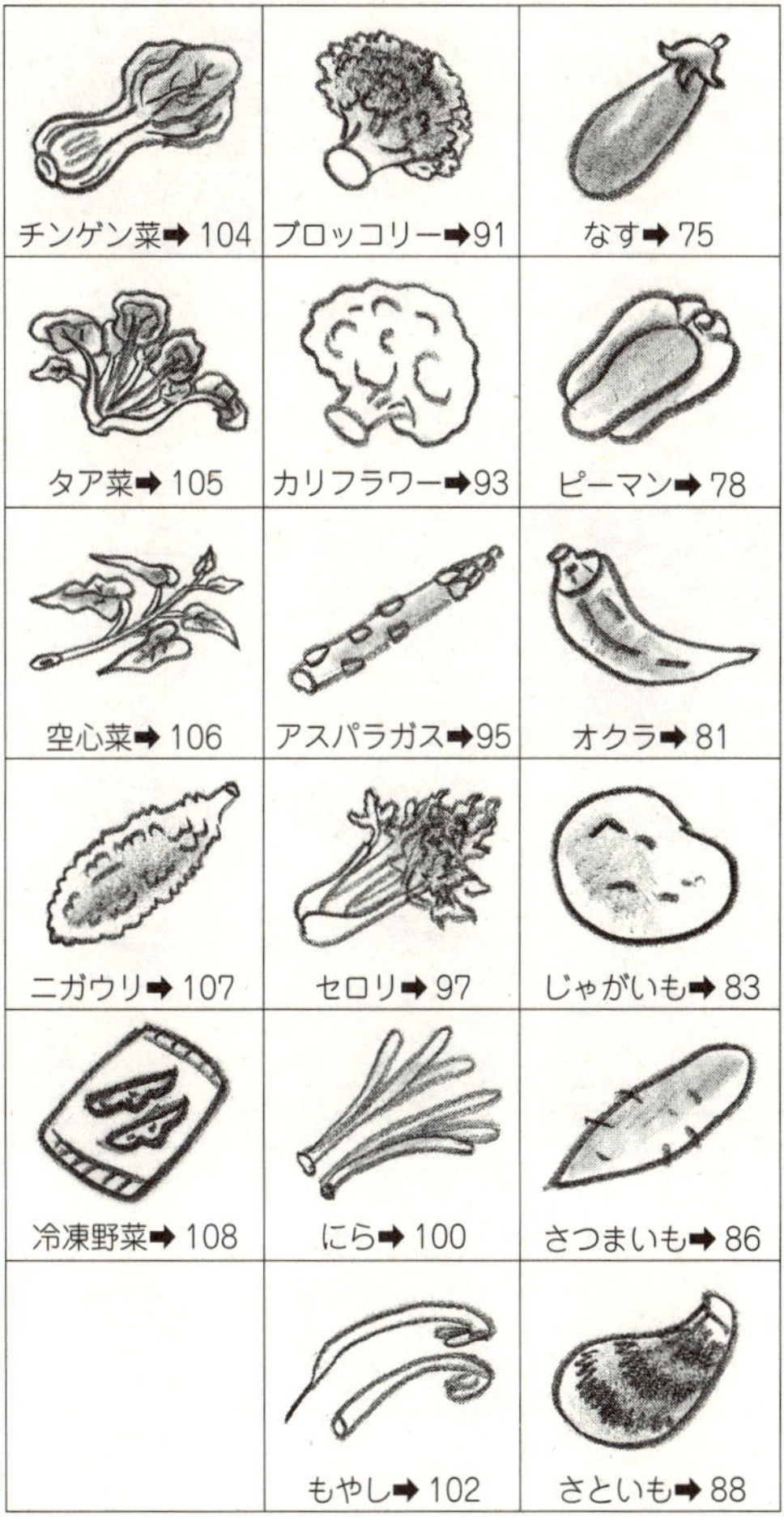

チンゲン菜➡104
ブロッコリー➡91
なす➡75
タアア菜➡105
カリフラワー➡93
ピーマン➡78
空心菜➡106
アスパラガス➡95
オクラ➡81
ニガウリ➡107
セロリ➡97
じゃがいも➡83
冷凍野菜➡108
にら➡100
さつまいも➡86
もやし➡102
さといも➡88

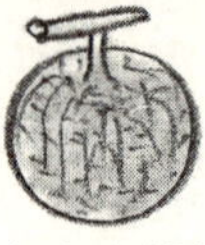 メロン➡131	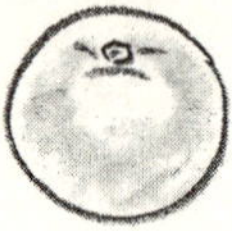 オレンジ➡121	**2** **果物**
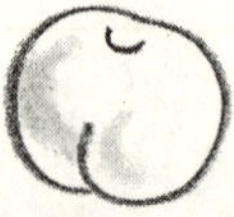 もも➡132	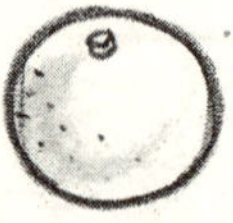 あまなつ➡123	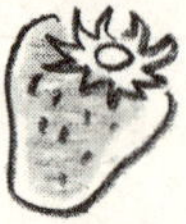 いちご➡110
3 **魚・貝**	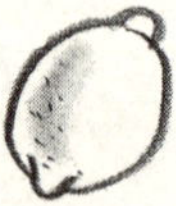 レモン➡124	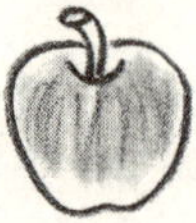 りんご➡112
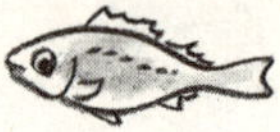 安全な魚の見方➡134	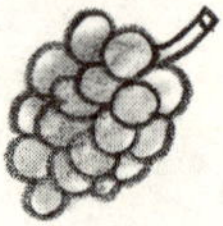 ぶどう➡126	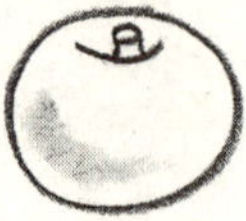 なし➡115
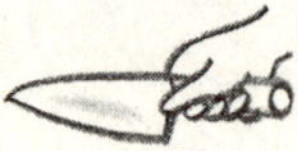 切って安全に➡138	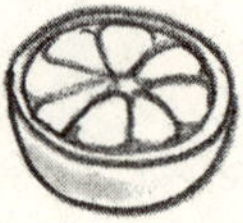 グレープフルーツ➡128	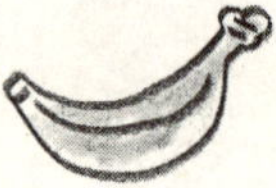 バナナ➡117
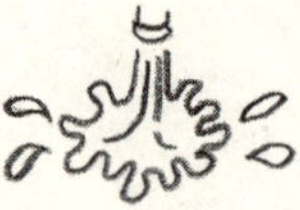 洗って安全に➡142	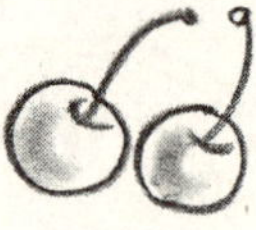 さくらんぼ➡129	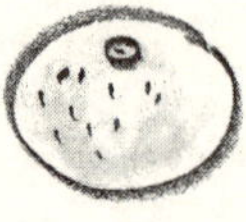 みかん➡119

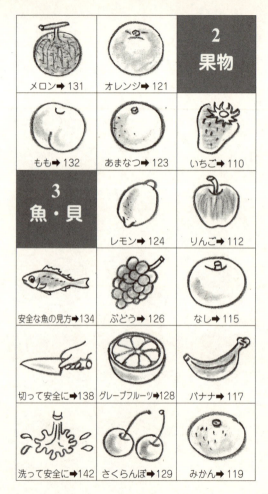

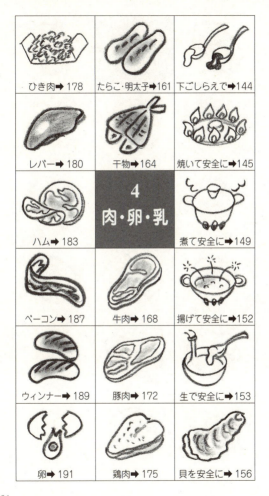

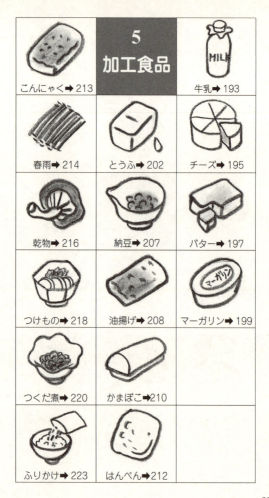

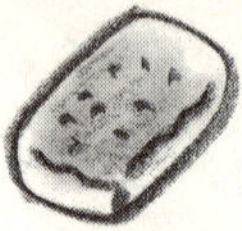

こんにゃく➡213

5 加工食品

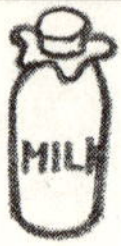

牛乳➡193

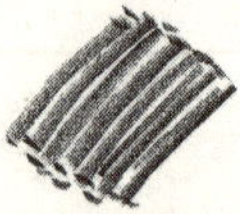

春雨➡214

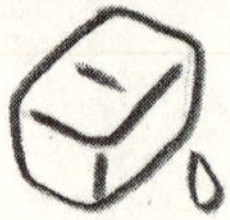

とうふ➡202

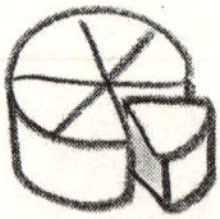

チーズ➡195

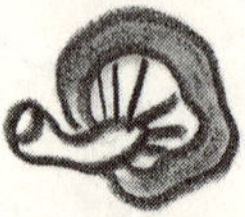

乾物➡216

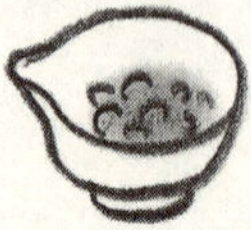

納豆➡207

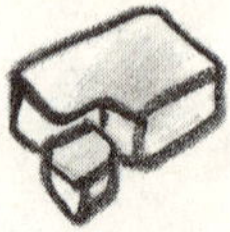

バター➡197

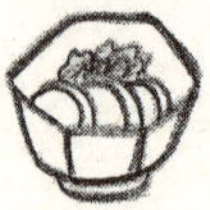

つけもの➡218

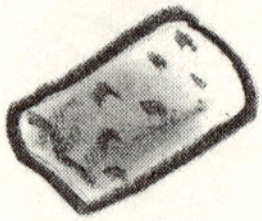

油揚げ➡208

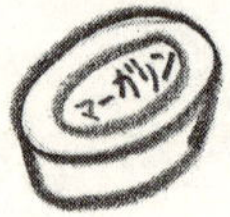

マーガリン➡199

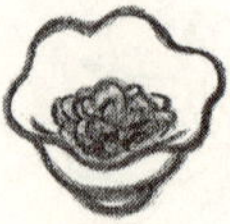

つくだ煮➡220

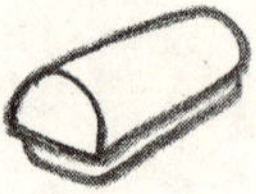

かまぼこ➡210

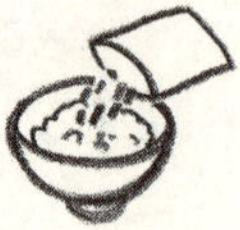

ふりかけ➡223

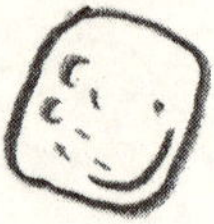

はんぺん➡212

6 主食

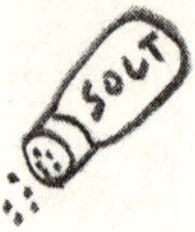 塩➡282	**7 調味料**	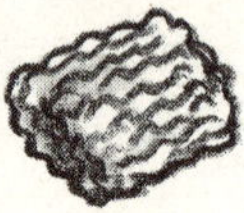 中華めん➡263
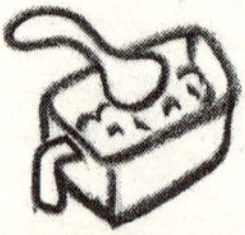 砂糖➡284	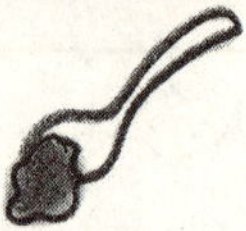 しょうゆ➡274	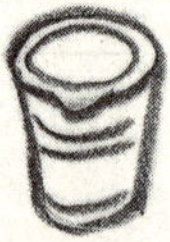 カップめん➡266
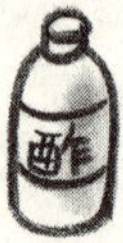 酢➡286	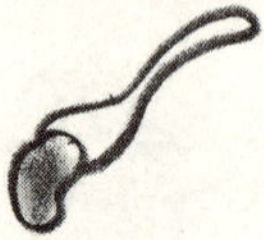 減塩しょうゆ➡276	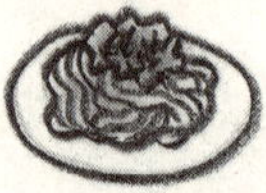 スパゲティ➡269
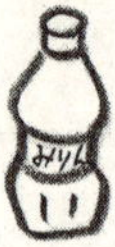 みりん➡288	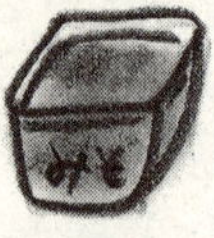 みそ➡277	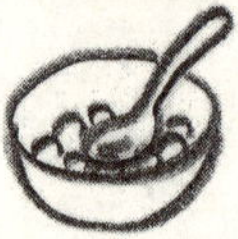 シリアル食品➡271
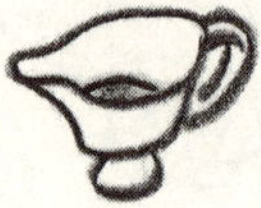 ドレッシング➡290	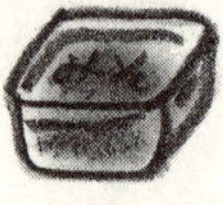 だし入りみそ➡280	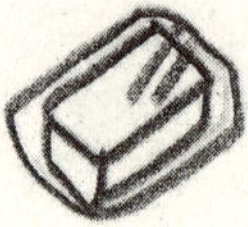 包装もち➡272
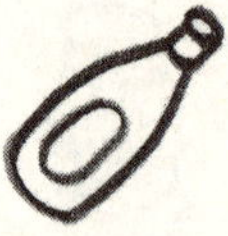 マヨネーズ➡294	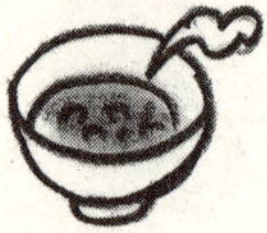 即席みそ汁➡281	

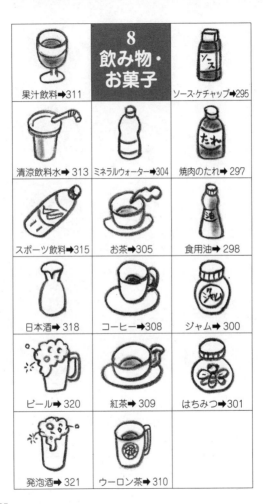

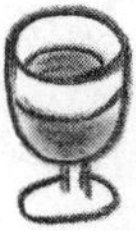 果汁飲料➡311	**8** **飲み物・お菓子**	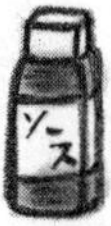 ソース·ケチャップ➡295
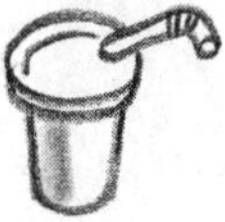 清涼飲料水➡ 313	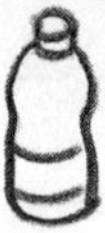 ミネラルウォーター➡304	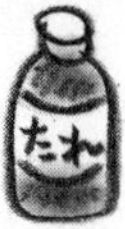 焼肉のたれ➡ 297
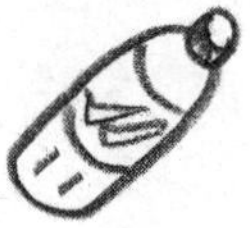 スポーツ飲料➡315	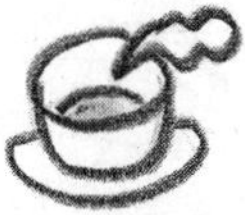 お茶➡305	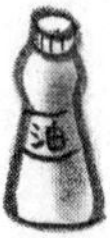 食用油➡ 298
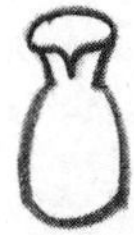 日本酒➡ 318	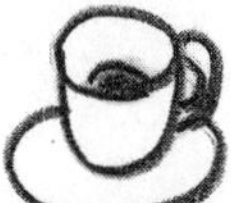 コーヒー➡308	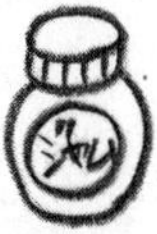 ジャム➡ 300
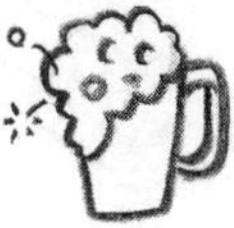 ビール➡ 320	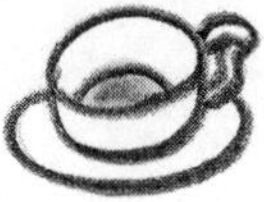 紅茶➡ 309	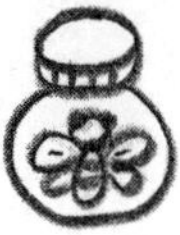 はちみつ➡301
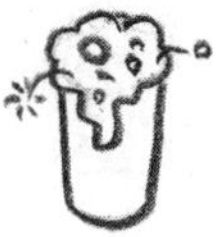 発泡酒➡ 321	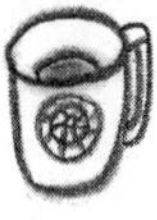 ウーロン茶➡ 310	

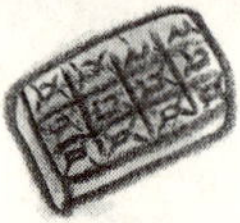

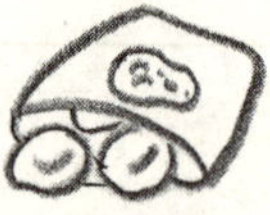

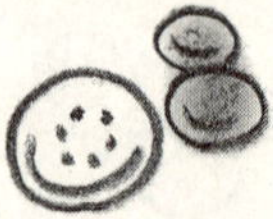

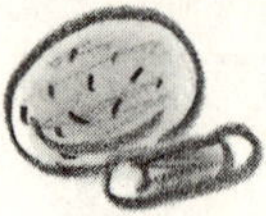

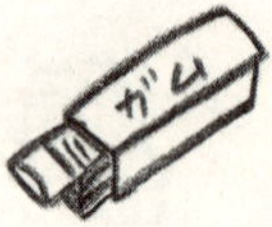

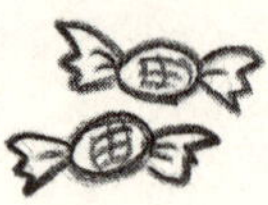

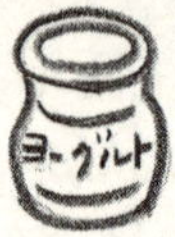

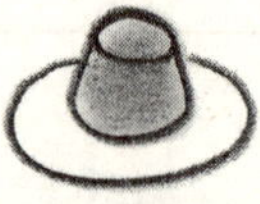

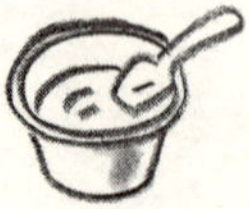

カバーイラスト　matsu（マツモトナオコ）
本文イラスト　山本サトル
さとう文子
東村直美
本文デザイン・DTP　ハッシィ

1

野菜

心配な農薬も「洗い方・捨て方」を知るだけで一掃できる

ほうれんそうは
切ってからゆでる、

キャベツは表の皮
1枚が決め手…

どんな野菜も今は一年中手に入ります。しかし、ハウス栽培は露地栽培に比べ農薬を多用しますし、輸入ものは収穫後の農薬散布（ポストハーベスト）やとくに中国産の有機リン系農薬残留の心配があります。また色をきれいに見せるための発色や漂白、また化学肥料（窒素系）の使い過ぎからくる硝酸塩などの不安も。“旬”のもの、産地表示のあるものを選ぶ、カット野菜は避けるなど……皆さんが日常気を配っておられるこれらのことのほか、安全に口に入れるための具体的な方法を各野菜別に明らかにしていきましょう。

キャベツ

……表の皮1枚の処理がポイント

ここが安心ポイント

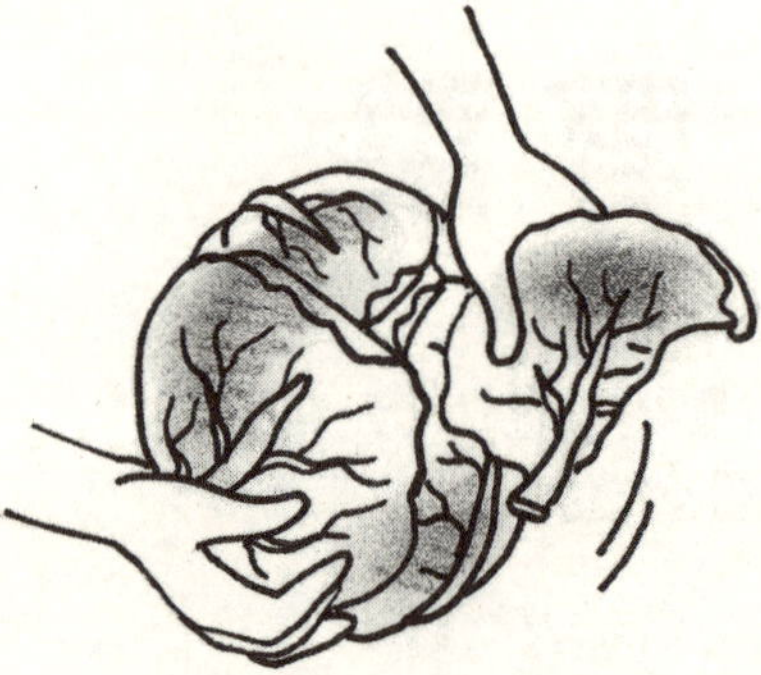

外側の葉を必ず１枚はがす

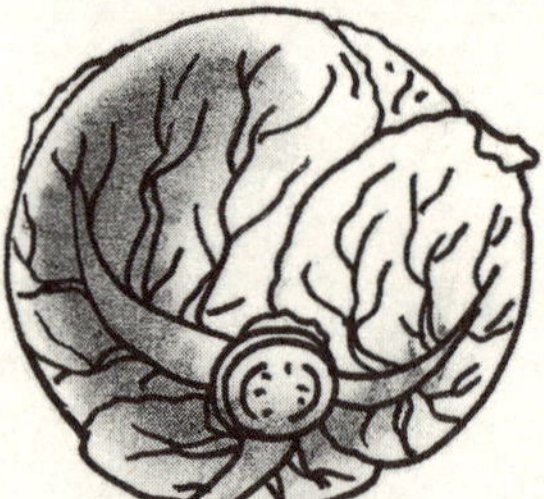

☆外側の葉ほど古いので、
農薬がかかっている

キャベツの葉は、外側が一番最初にはえたもの。残留農薬やダイオキシンはほとんどといっていいほど、この部分に残留しています。外側の紫がかった厚い葉を、もったいないからと、みそ汁などに使う人もいるようですが、惜しまず捨てる。これだけで、農薬はほとんどなくなったようなもの。

農薬は大きく分けて、殺虫剤、殺菌剤、除草剤などがあります。

野菜の表面にくっつくもの、表面下層の「クチクラ層」に溶けこむもの、表面や根から内部に吸収されるものなど、使われている成分によっていろいろ。「外皮むき」のように、ごくかんたんな心がけひとつで、農薬もダイオキシンもかなり落とせます。やらない手はありません。

使うときは、まず外側の葉を1枚くるっとはがします。さらに慎重にやりたいなら、調理前に切ったキャベツに塩をふってもみ、ザルに広げて熱湯をかけ、水気をしぼる。これで、少々残った農薬も溶けだします。

選び方のポイントは、まず外側の葉がそり返っていて厚みがあること。芯の切り口が500円玉ぐらいの大きさのもの。

半分にカットされたキャベツの場合、芯の高さが全体の3分の2以下のもの。外側の葉の表面は、紫がかっていないものがよい。

なぜここに目をつけるのか。本来のキャベツらしいキャベツは、よく肥えた土地で育ったことを意味するから。こういう土地を「地力がある」と呼びます。土が軟らかい。水分がたっぷり。養分もある。こんな理想的な土ができるのは、稲わらや落葉などを積んで腐らせ、そうした有機物に細菌が働いた結果。文字どおり生きている土地です。いまはごく少なくなってしまいましたが……。

地力があって旬の季節に育っているなら、農薬をたくさんふりかけて無理に育てる必要がない。もちろん食べておいしい。これなら文句ありません。

紫のものを避けるのも、似たような理由から。紫の葉は、キャベツがリン酸不足になって病気への抵抗力が弱くなっているし。もっとも冬場にはたいていのものが紫を帯びた色になるので、そう神経質になる必要はありません。

なおキャベツの旬は、一年に3回。まず新キャベツ（春キャベツ）が4月に出回り、高原キャベツが8月、冬キャベツが2月頃。

安心なキャベツを見分ける

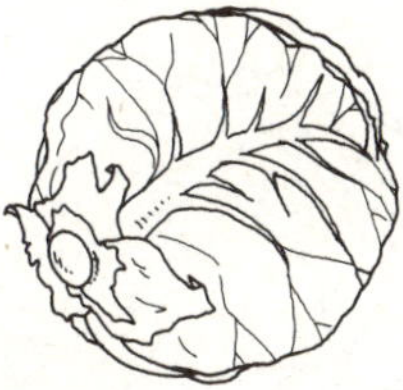

外側の葉がそり返っていて厚く、芯の切り口が 500 円玉大がよい

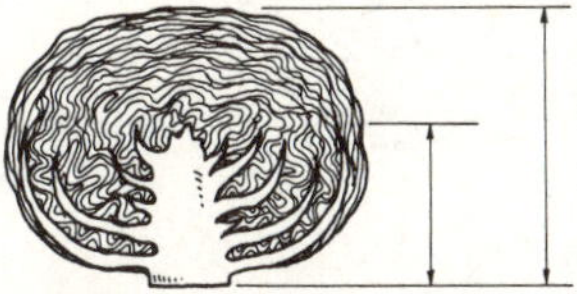

芯の高さは全体の 2/3 以下

Q 売っている千切りキャベツやカット野菜、そのまま使って大丈夫？

A 最近ではサラダ用や野菜炒め用など、用途別にミックスしたものも売られているので、一人暮らしの方には大変便利です。

　洗浄されているので、一見きれいに見えますが、実は鮮度を保つため、薬剤などがかかっているのです。パックから出してザルなどにあけ、水でサッと洗うようにしましょう。

　家で千切りキャベツをする場合は、外側の葉さえ除けばまず安心なので、千切りして流水で洗えばＯＫ。

レタス

……切り口が白くて、直径2・5センチくらいなら合格

丸いレタスを「結球もの」といって、サニーレタスと区別しています。

結球ものの場合も、外側の葉を1枚むいてしまえば、農薬にしろダイオキシンにしろ、ほとんど不安は解消。あとはふつうに洗って使います。

レタスはキャベツやはくさいと同じで、外側から内側へと新しい葉がはえてくる。しっかりまいた外側の葉が、農薬を一身にかぶっているわけです。

結球ものの旬は7月、8月。

ここが安心ポイント

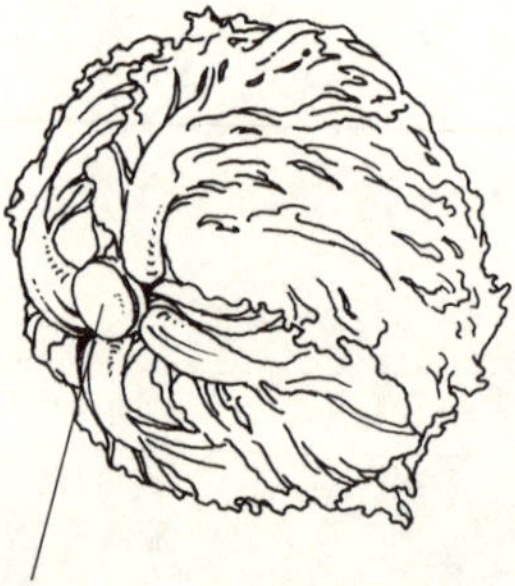

切り口が白いものがよい目印

見分けて選ぶには、レタスはお尻のほうをひっくりかえします。

芯の切り口が黄色くなく、白いものがよい。

切り口は大きめのものを。あえて直径でいえば、2・5センチ以上。

ところで、「有機栽培」のレタスもよく見かけます。講演でも、「有機栽培や無農薬栽培の野菜はふつうのより安全でしょう」というのがよくある質問。

でも、答えは「?」です。

農薬を使わずによい野菜を育てるためには、地力のある土が絶対条件。そのためには、年に3~4トンもの堆肥(稲わらや落葉などを積んで腐らせたもの)を土に混ぜ、10年近く土を肥やさねばならない。明日からやろうといって、すぐできるものではないのです。

実際のところ、ホンモノの有機栽培、無農薬栽培は非常に少ない。

レタスの場合ならどちらにせよ、外の皮をむけばあまり違いはありません。

どの野菜も多少の農薬はあるものと観念して、うまく防衛してつきあうことです。

サニーレタス

……葉の上のほうのきれいな赤色がポイント

従来のレタスのほかに、サニーレタスも人気ですが、農薬の不安からいえば、サニーレタスのほうに軍配。病害虫に強いから農薬が少ない。つまり、より安全です。

流水を入れながらのため水に5分ぐらいつけます。それから5回ほどふり洗い。これですっかり安全です。

サニーレタスの旬は8月。

サニーレタスは、葉の上のほうをチェック。きれいな赤い色のものがよい。

ここが安心ポイント

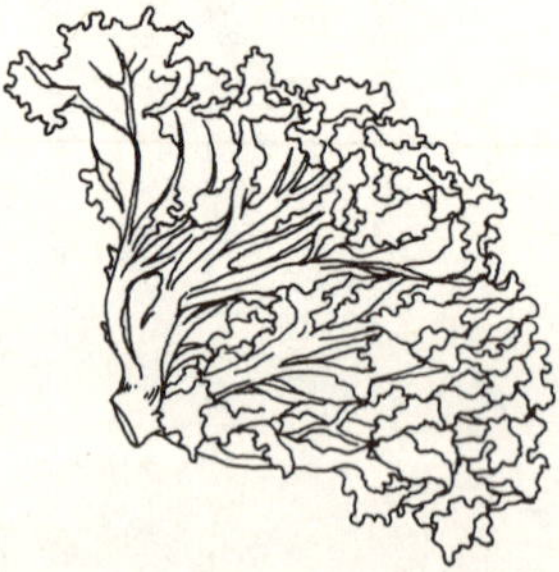

☆葉の上のほうがきれいな赤色かをチェック

Q 有機農産物って、本当に信用できるの？

A 「有機」表示は、２０００年４月からＪＡＳ法で、厳しいルールが決まりました。違反した場合には罰則も。

有機農産物とは「多年生作物（果樹等）は３年以上、それ以外（野菜等）は２年以上、化学肥料や合成化学農薬を使用していない田畑で栽培された農作物」のこと。そして、農林水産大臣から許可を受けた「第三者認定機関」が、田畑から収穫までを検査。合格したものだけに「有機ＪＡＳマーク」がつけられる。

「少しくらい値段が高くても、安心なら……」と思いがちですが、この「第三者認定機関」の信頼度の問題もありますし、有機農産物だからといってすべてが一般の野菜や果物より特別に安全でおいしいとは言えないことも確かです。

有機JASマーク

JAS

登録認定機関名

はくさい

……黄色い部分が多いもののほうが実は安全

ここが安心ポイント

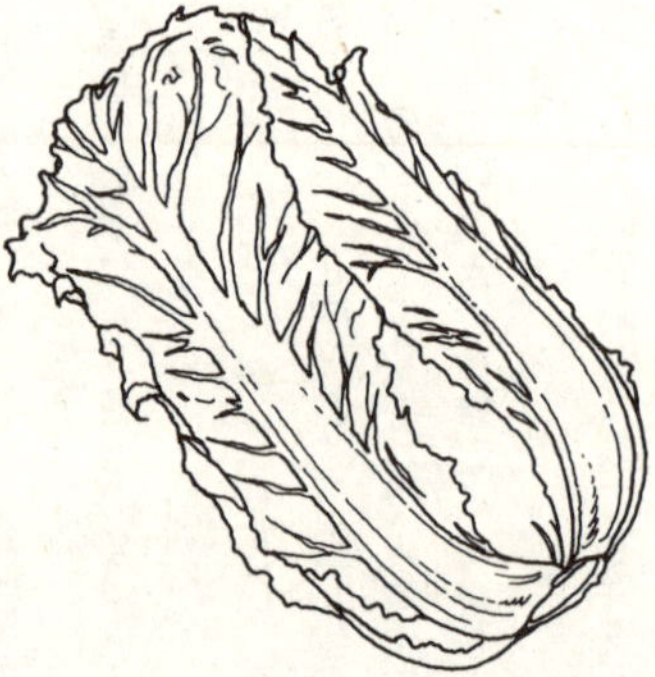

☆よい土で育ったものは先端の重なる部分がしっかり巻いている

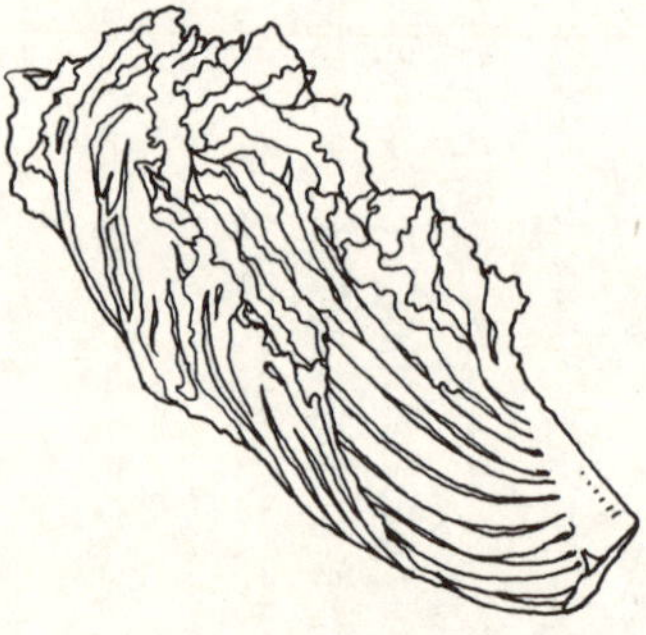

カットものの場合、白より黄色い部分が多いものを選ぶ

「はくさいの葉は、巻きの外側と内側、どちらが新しくはえたもの?」

講演などで会場に質問すると、ざわめきが起こります。まず内側の葉がはえて、だんだん外の葉が出てくる——と考える人が多いのですが、大まちがい。最初に出るのが、一番外側の葉です。内側にいくほど新しい。

はくさいは殺虫剤、殺菌剤の不安が高い野菜ですが、外側の1枚をむけば、ほぼ大丈夫。たったこれだけの防衛策で、安全に食べられるのです。

もうひとつのポイントは、選び方。

よく育っている野菜を見分けて選ぶ。旬の野菜を選ぶ。当たり前のようですが、よい野菜は、よい土によい気候のもとで育っている。病気や害虫にも強い。だから農薬の必要があまりない。えっ、いかにも素朴すぎる話?

しかし、これは私の農業指導や食品検査の経験からいえることです。

まず葉の先端。バラけずにしっかり巻いているものがいい。カットものなら、全体の色もチェック。白い部分よりも黄色い部分が多いもののほうが安全です。

はくさいの旬は11月、12月。ちょうど鍋物が食べたくなる季節です。

ほうれんそう……切ってからゆでる、のすごい効果

ここが安心ポイント

○

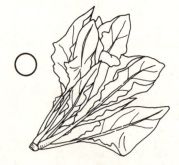

根元から葉がはえて
いるものがよい

×

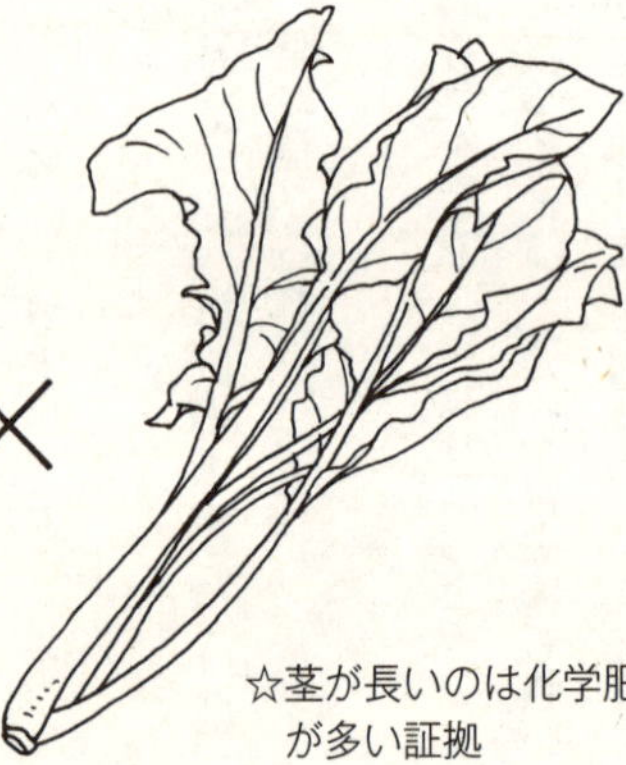

☆茎が長いのは化学肥料
が多い証拠

年配の方が「最近のほうれんそうは、昔のとちがうね」というのをよく耳にします。昔のは、もっといきおいよく葉がしげっていて、いかにもほうれんそう臭かった。最近のは妙におとなしい、というのです。

選び方のポイントですが、昔のものに近い形がよい。根元に近いところから葉がはえ、密生しているもの。丈は10〜15センチぐらい。旬は10月から2月頃。反対によくないのは、葉っぱが小さいわりに茎がひょろっと長いもの。茎の育ちすぎは、化学肥料をたくさん使っている証拠。ほうれんそうは病害虫に弱いので農薬が多く使われる野菜なのです。

ほうれんそうは農薬、硝酸、しゅう酸のトリプルパンチでいかにも手ごわそう。硝酸の危険は「小松菜」で説明しますが、しゅう酸は大量にとるとカルシウムの吸収をさまたげるなどの不安が。しかし、ちょっとした下ごしらえで、トリプルパンチの不安もほぼ解消するのです。

まず、流水しながらのため水の中に5分ぐらいつけてから、5回ほどふり洗い。これで、水に溶けだした表皮の農薬が再びくっつく心配がありません。

そして、たっぷりのお湯に根元から入れ、30秒ぐらいゆでる。流水の下でふり洗いして冷まし、ギュッと水気をしぼる。

これでも、お湯と水のなかに農薬と亜硝酸(硝酸は加熱で亜硝酸に変わる)、しゅう酸がかなり溶けだしますが、2センチ幅に切ってからゆでたほうが効果は大。表皮下層の「クチクラ層」が露出するので農薬などが出やすくなります。炒めるときにも、こうやってあらかじめゆでこぼすと安心。……これが、いつものゆで方では?

さらに安心度を高める調理法は、ポピュラーな「ほうれんそうのごまあえ」。コツは、ほうれんそうを細かめに切ること、下味をつけること。どちらもクチクラ層や内部に残った農薬その他を減らすためです。

水気をしぼったほうれんそうをボールに入れ、5倍にうすめたしょうゆ液をヒタヒタに注ぐ。5分ぐらいおいて、下味をつける。とり出してしぼり、もう一度しょうゆ小さじ1をふってからめる。最後に、すりごま、調味料、だし汁を混ぜた中に、軽くしぼったほうれんそうを入れ、あえる。おひたしなどもこれを応用して下味を。

ほうれんそう・農薬の落とし方

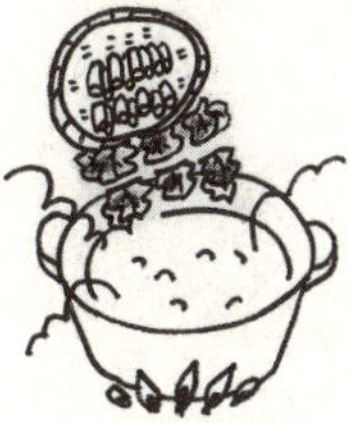

ゆでてから切るより、
2センチ幅に切って
からゆでる

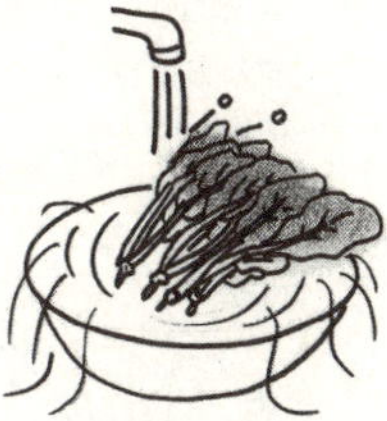

表の殺菌剤は流水で
よく洗えば落ちる

Q 「ゆでこぼす」とお湯があふれて、ガス火が消えて危険ではないですか?

A よくこの質問があります。

「ゆでこぼし」とは、ゆでた後、そのお湯を捨ててしまうこと。沸騰したお湯を鍋からあふれさせることではありません。

「ゆでこぼし」によって、お湯に溶けでた農薬などを取り除くことができるのです。

小松菜

……茎がスラリと長いものは選ばない

ここが安心ポイント

葉の長さが 15 ～ 20 センチのものがよい

○

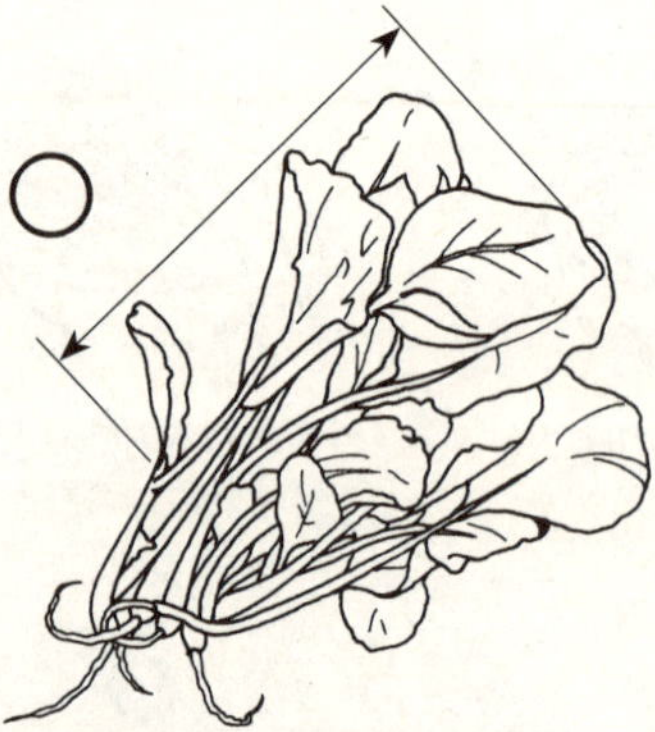

☆安心な露地ものは葉肉が
厚く大きさが不ぞろい

×

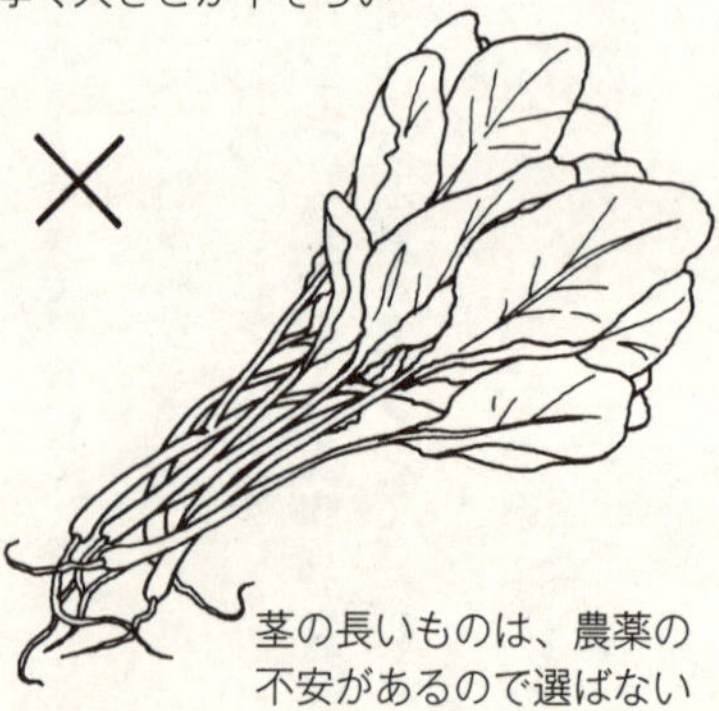

茎の長いものは、農薬の
不安があるので選ばない

ハウスものと露地ものがありますが、やはり露地ものが一番。まず見分けかたを。

小松菜の旬は12月から1月。その他の季節はハウスものが主。見た目で選ぶには、形がスラリとしたものを避けること。いかにもスマートではなく、葉肉が厚くて葉の大きさが不ぞろいなのが露地ものの特徴です。

ビニールハウスや温室育ちのものが、なぜいけないのか。

まず、ハウスや温室内は湿度が高いので、野菜の病気がふえやすい。そのため農薬を使わないわけにはいきません。小松菜の場合、とくに殺虫剤が問題。太陽の紫外線はこうした農薬を分解しますが、ハウスや温室内では紫外線の恩恵を受けにくい。だから残留も多くなってしまうのです。

やはり、露地ものの旬の野菜が、おいしいし安全というわけです。

ところで最近、化学肥料や大気汚染で土が汚れた結果、野菜のなかの「硝酸」がふえたといわれます。硝酸は、保存している間や、加熱によって「亜硝酸」

に変身。ほうれんそうにも含まれるこの硝酸が実は問題で、魚に含まれるある種のたんぱく質といっしょになると、発がん物質をつくるというのです。

そこで防衛法を。

流水しながらのため水のなかで、5回ぐらいふり洗い。2センチぐらいに切って、たっぷりのお湯で1分ぐらいゆで、水にさらして水気をしぼります。

野菜の表面の下層にある「クチクラ層」に殺虫剤などが残留しやすい。切ってクチクラ層を露出させ、ゆでこぼすことで、こうしたよけいなものが溶けだすのです。このとき硝酸（亜硝酸）も除けます。これで下ごしらえはOK。

あとは、あえもの、汁ものなどに使うわけですが、さらに慎重を期すには、たとえば次の方法があります。

ボールにしょうゆ、酒、みりん、だし汁で「割りじょうゆ」をつくっておく。ゆでて水にさらし、水気をしぼった小松菜をボールにうつし、よくからめて、5分ぐらいおく。これをしぼって、ふたたび味をつけてあえものなどにします。

要するに、しょうゆなどをかけてすぐに食卓に出すのではなく、いったん下味をつけてしぼってから使うのがポイント。下味の汁のなかに、残留農薬や硝酸（亜硝酸）が溶けだしてくれるのです。

小松菜・農薬の落とし方

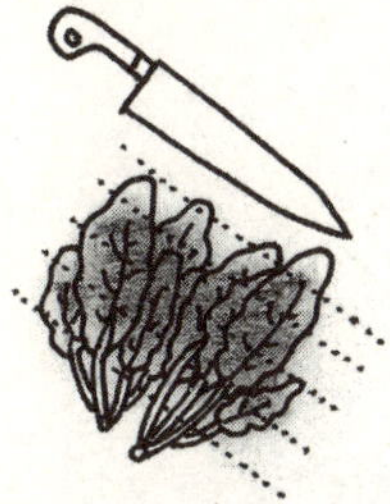

殺虫剤の残りやすい層を露出させるため２センチに切る

↓

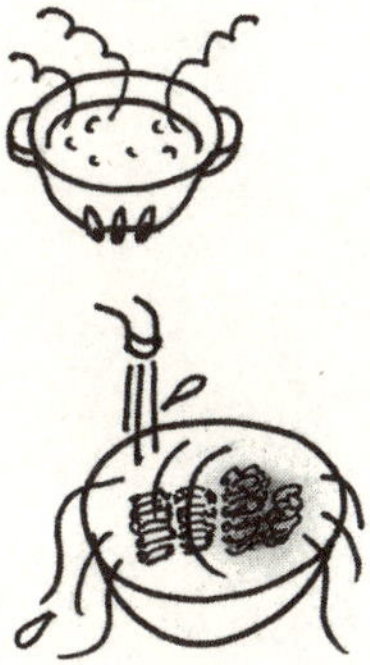

ゆでた後、水にさらしてよくしぼる。殺虫剤も減らせる

しゅんぎく

……根が枝分かれしているか、要チェック

ここが安心ポイント

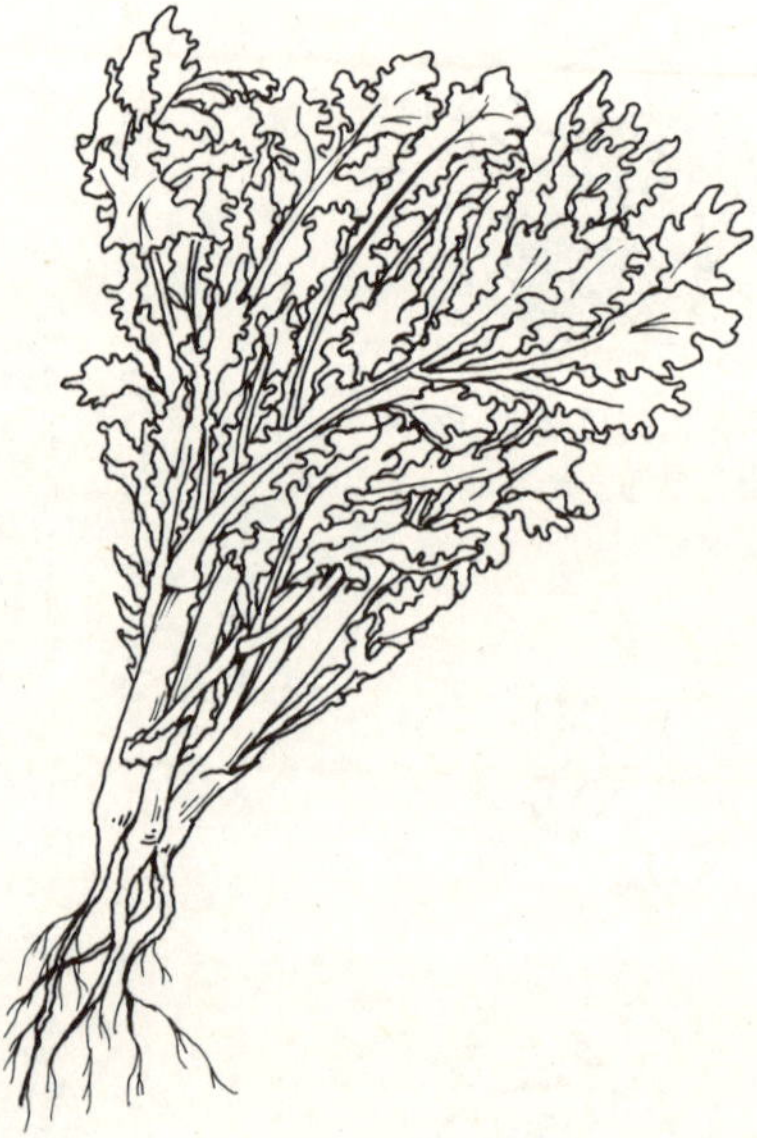

☆根が枝状のものを選ぶ。化学肥料を使うと枝状にならない

鍋物やすき焼きの定番野菜、しゅんぎく。

これがないと鍋はつまらない、という方も多いと思いますが……。

ほうれんそうや小松菜と同様、不安度の高い野菜のひとつなので、かしこく使うことが必要。ザクザクに切ったしゅんぎくを、そのまま鍋に入れるのはきりいって×。あらかじめサッとゆでてから使うようにします。


選び方ですが、まず旬は11月から12月。鍋の「旬」と一致していますね。この時期にこそ、独特のほろ苦いおいしさと歯ごたえを味わってください。

いまではどの野菜も一年中出回っていて、いつが旬だかわからなくなってしまいましたが、時期はずれの野菜はどこか無理をして育てているもの。やはり旬のものが、いちばんおいしく、安全です。よいものは、見た目もちがう。

軸が長いものは避け、根元から元気に葉が出ているものを選びます。葉の長さは、10センチから15センチぐらいがいいです。

根にもご注目を。細い根がすっと伸びているものより、枝根が多いものが断然おすすめ。やせた土地で化学肥料を使って育てたものは、枝根が出ません。

しゅんぎくもやはり、洗い方がポイント。流水しながらのため水に、まず5分ほどつけておきます。それから5、6回ふり洗い。たっぷりのお湯に根元のほうから入れ、強火でサッと1分弱ゆでる。

水にとり、2、3分さらします。これでまず安心。


しゅんぎくといえば、おひたしもおいしい。

まず、水気をしぼったしゅんぎくをそろえて2センチほどに切ります。

これをボールに入れ、水で5倍にうすめたしょうゆ液をヒタヒタに注ぐ。

そのまま5分間おき、取り出してしぼる。しょうゆ小さじ1をふりかけ、ここでもう一度しぼる。煎った切りごまをふりかけて、さあできあがり。

Q おひたしにするのに、2センチに切るのはちょっと細かすぎませんか？

A 「どれぐらいに切りますか」と聞いてみると、4、5センチという答えが圧倒的。しかし私は、細かめに切るのをすすめます。露出面が多ければ多いほど、農薬や硝酸（亜硝酸）も溶けだしやすい。これぐらいの気づかいでちょっとでも安全性が高まるなら、お安い御用では？

しゅんぎく・安心な食べ方

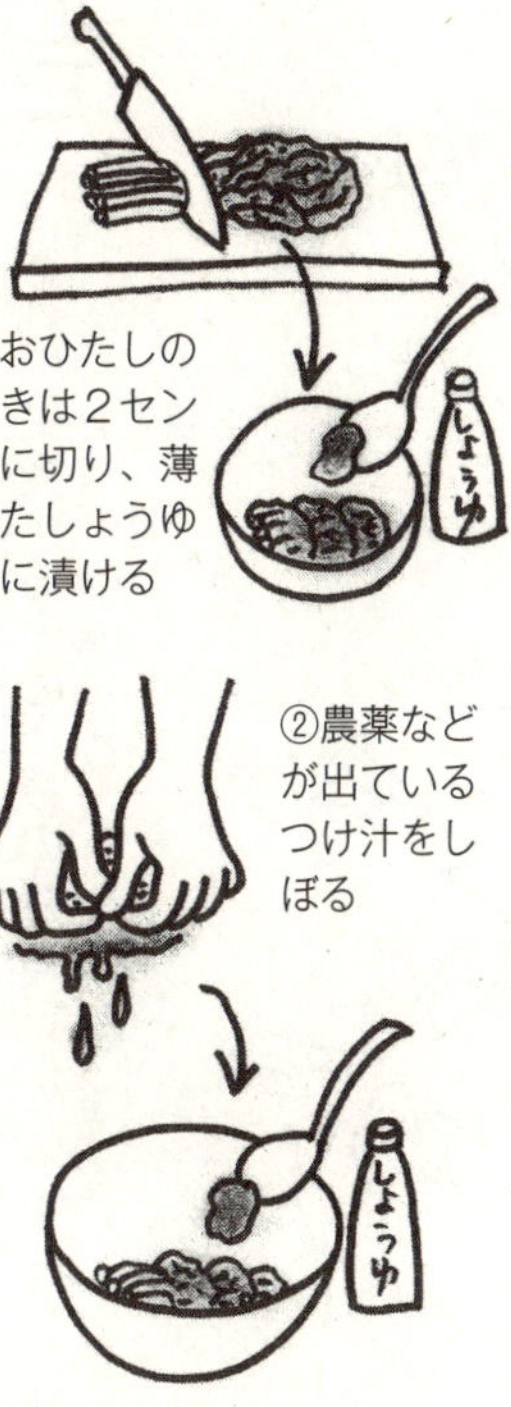

①おひたしのときは2センチに切り、薄めたしょうゆ液に漬ける

②農薬などが出ているつけ汁をしぼる

③再びしょうゆで味をつけ水気をしぼって食卓へ

ねぎ

……きれいに見える表の1枚の秘密

ここが安心ポイント

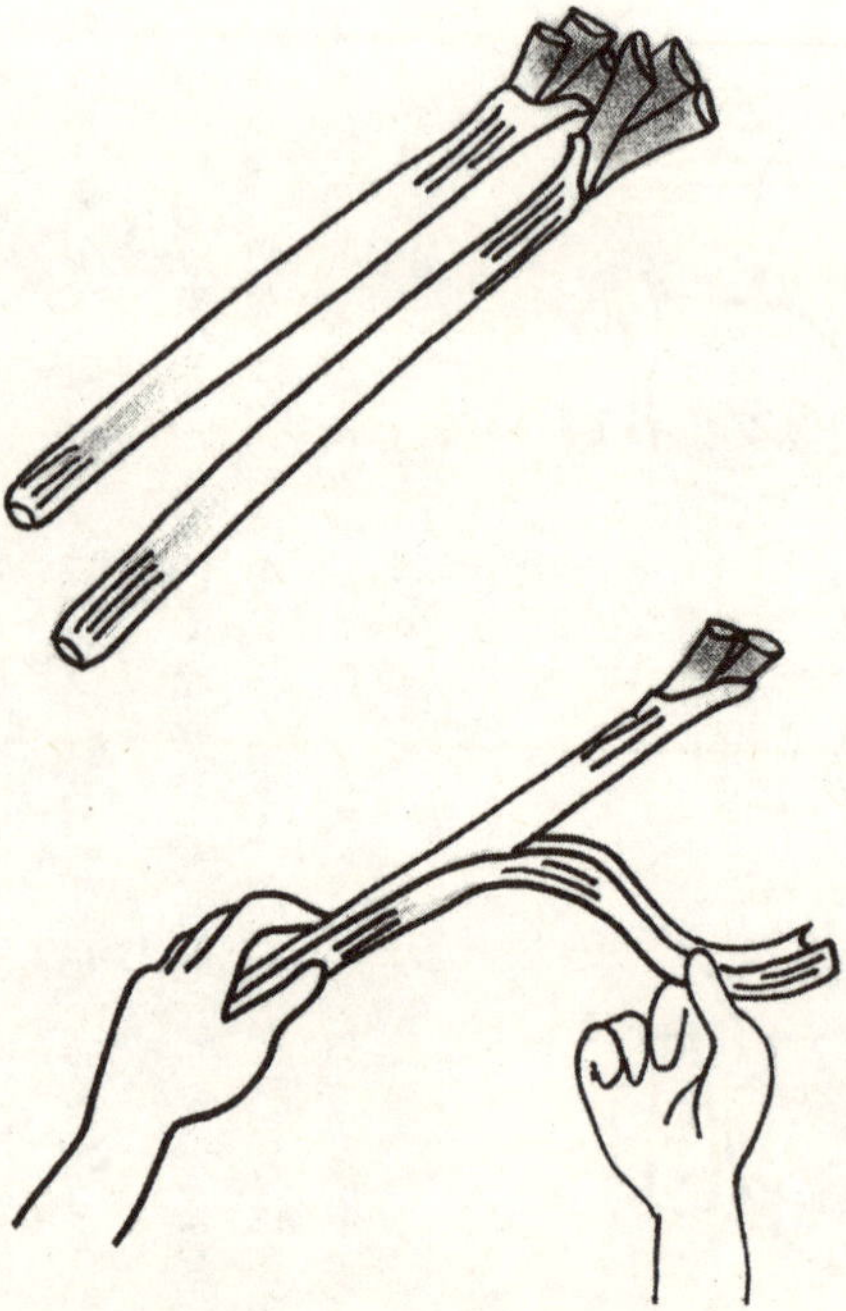

☆表の１枚、皮をむくだけで
農薬もとれる

いつだったか、すっと伸びたねぎを女性の「決心」にたとえた俳句を目にしました。そういえば、改めて見なおすと、根元の白から先端の緑へと続くきっぱりした直線が、なんともきれいな野菜ではありませんか。

選ぶときにもきれいなものを。ポイントは、白と緑の境目がくっきりしていること、先端まで緑色がみずみずしいことです。

旬は、鍋物や湯豆腐の季節、11月と12月。

下ごしらえは、一皮むけばＯＫ。

いかにもつやつやで新鮮そう、そのまま使おうかな、という場合でも、やはり表皮は1枚むいてください。これだけで農薬の不安はまず解消です。

小口切りにして生のままラーメンやみそ汁に入れたり、中華の煮物などにこんもりのせる千切りの「白髪ねぎ」の場合、ふつう水にさらしてから使いますね。

ねぎのツンとくる苦みを除くだけでなく、より安心に食べるためにも効果があるので、省略せずにさらしてください。とはいえ、煮て使う前にわざわざさらすほどの気遣いは必要なし。

たまねぎ

……料理する前に一度必ず水にさらす安全策

ここが安心ポイント

☆茶色い皮をむけば基本的に安心

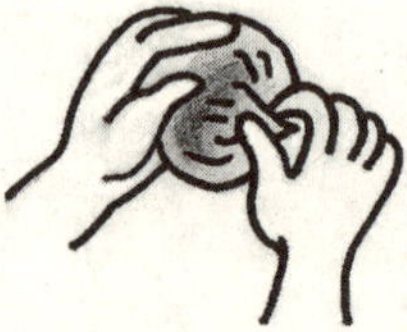

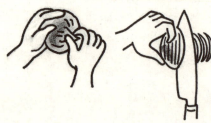

①「さらしたまねぎ」は、より効果的。薄切りにして塩をふり

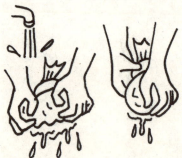

②ふきんで包み、流水でもみ洗い

③そして水気をしぼる

袋に入って売っているものは、「あたりはずれがある」と嘆く声も。

ペコペコしているものは鮮度がよくなさそう、黒ずんでいるものも問題ありそう、でも、4個、5個と入っていると、ひとつぐらいはこういうのが見えたりする。こっちの袋、あっちの袋、どちらを選ぶべきか——。

アラを必死で探すより、まず皮が透き通っていて鮮やかなものを選びます。透き通っているってどんなの、という人は、どうぞ店頭で研究を。いろいろ見比べているうちにわかるようになります。

旬は新たまねぎが4月、輸入ものは冬場。中国、アメリカなどが主な産地です。たまねぎの場合、輸入ものでもそれほど不安はありません。なぜなら、使うときには当然ながら茶色い皮をむく。農薬対策はこれでほぼ十分だからです。

とくに除毒の効果が大きいメニューは「さらしたまねぎ」。

薄切りにして塩少々をふり、ふきんに包んで流水の下でもむ。

ふきんをしぼるようにして水気をとる。これで完成。

サラダにしたり、しょうゆとかつおぶし、しょうゆとゴマ油などでどうぞ。

にんじん……必ず皮をむく、これだけでOK

ここが安心ポイント

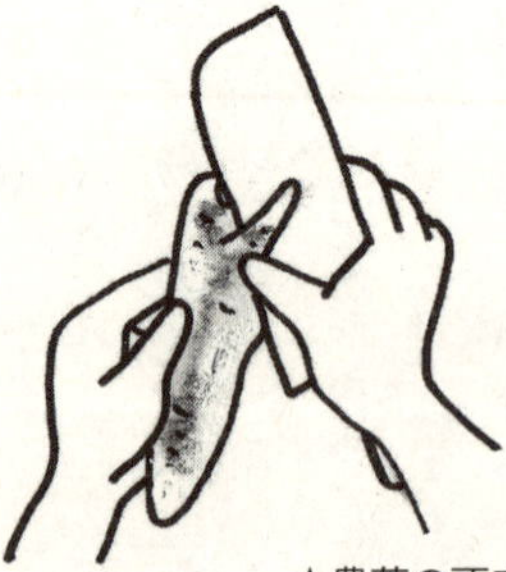

☆農薬の不安は皮。
むけばほぼ解消

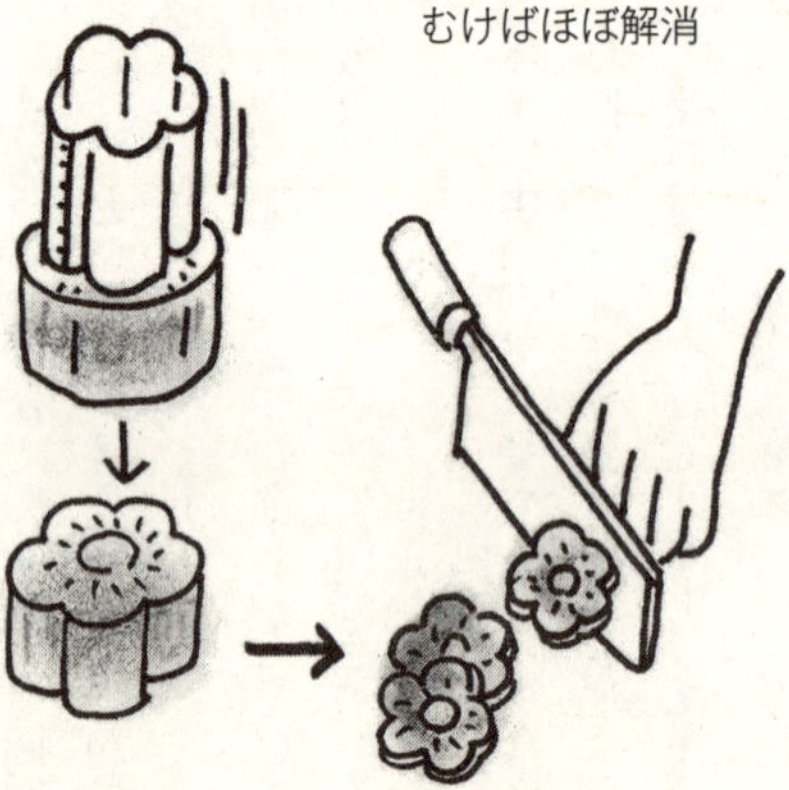

型抜きもより安心な方法

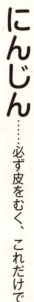

選ぶには、葉を落とした後の茎の切り口を見ます。切り口が小さいほうが優秀。また、ひげ根のくぼみが浅いことも肥沃な土地でのびのび育った証拠。「何センチぐらいがいちばんいいの？」と質問されますが、産地やその年の気候などで条件は違うので、一概にはいえません。ただ、切り口が小さい、をヒントにしていれば、なんとなくわかるようになります。なにしろ相手はイキモノ。工業規格品のようなわけにはいきません。

旬は5月、9月、10月です。春と秋がおいしい、ぐらいに覚えておく。

そんなわけで、選び方だけに頼るより、下ごしらえをしっかりやるほうが確実。にんじんは、流水中でたわし、スポンジなどで5、6回こすり洗い。こすって洗える野菜は、とにかくこすっておけばまちがいないと、思ってください。

ポイントは皮むき。それほど農薬を使っている野菜ではないので、これでOK。ステーキなどに添えるシャトー型のにんじんや、子どもが喜ぶ花形にくりぬいたにんじんなども、防衛策としてはまことに優秀。かといって、ふつうの料理に使うときに特に皮を厚くむく必要はないので、念のため。

ごぼう……酢を入れた水にさらす必然

ここが安心ポイント

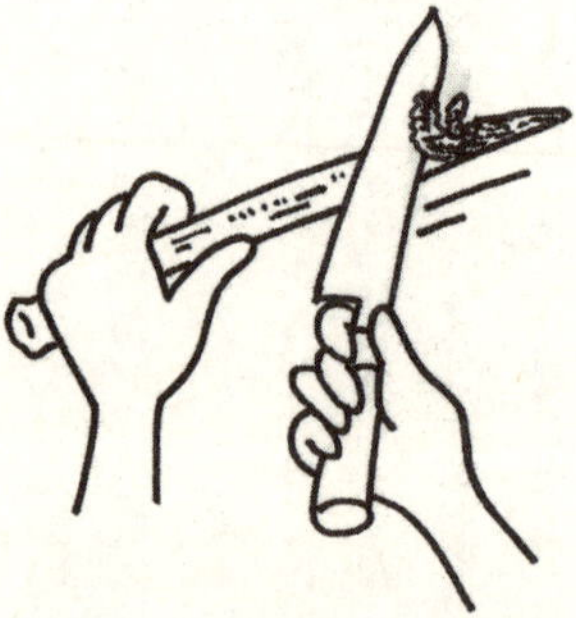

皮に残った農薬を落とすため、
包丁の背で皮をこそげとる

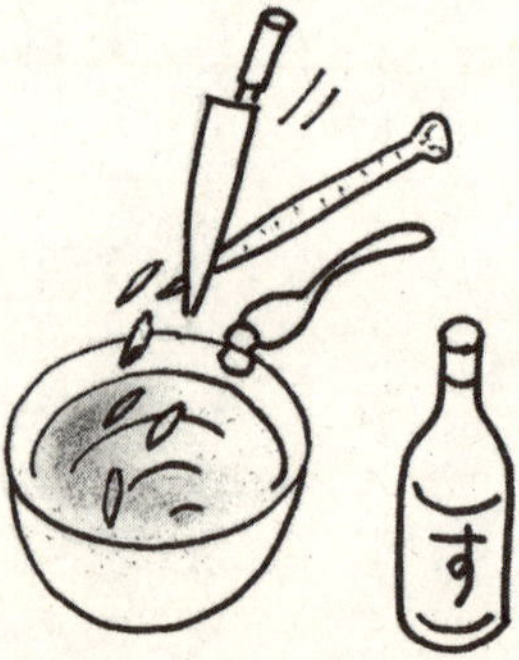

☆ささがきにして酢水に 15 分以上
さらすと残った農薬も溶け出す

やや不安な点といえば、土の中に残った塩素系農薬やダイオキシン。

そこでまず、流水中でたわしを使ってゴシゴシ洗う。泥つきのものは、特にていねいに。これで、土に残っている農薬やダイオキシンは落とせます。

次に、包丁の背で皮をこそげる。このおなじみの方法が、安全対策としても一番効果的です。

ささがきや千切りにしたら、酢水に15分以上さらす。酢水は水カップ3に酢大さじ1弱です。酢は農薬などを引きだす力が強いため、これでいっそう安心。

なお、ごぼうの旬は10月から12月頃。

選び方のポイントは太さと小ひげ。

まず極端に太いものは避ける。

小ひげは少ないほうがよい。

理由は単純。栄養状態のよい土で育ったごぼうは、あまり太すぎず、ひげが少ないのです。野菜選びは、とにかく経験則というわけ。

だいこん……葉を使う場合には必ずゆでること

ここが安心ポイント

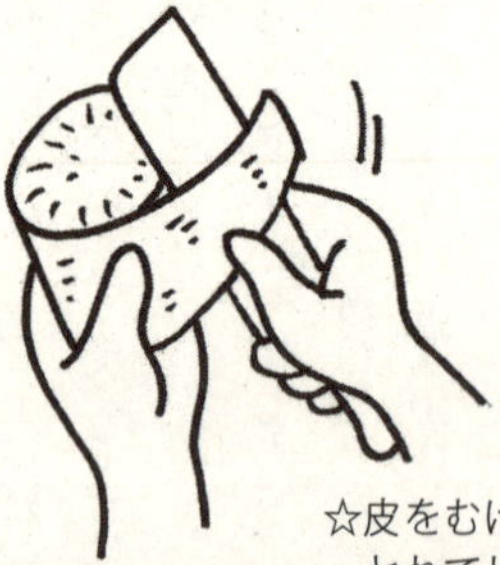

☆皮をむけば農薬もとれてしまう

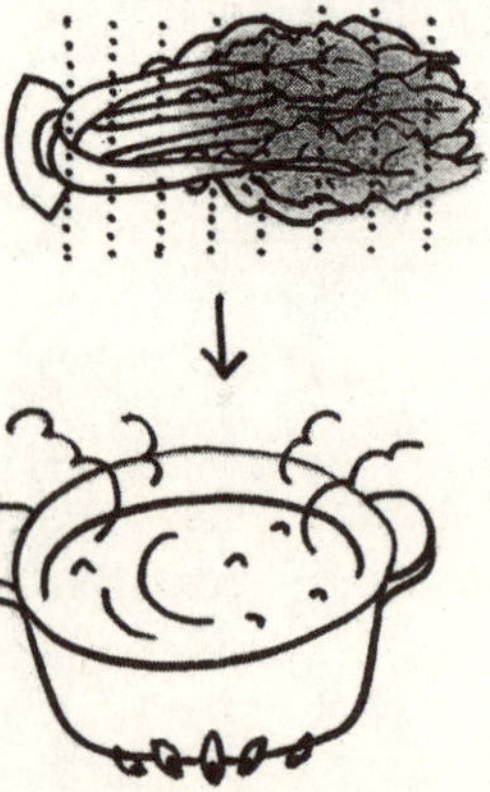

葉を使うとき、農薬は葉のほうにかかるので、細かく切って一度ゆでこぼすこと

夏から冬にかけて、品種によって旬はいろいろ。

選び方は、当たり前のようですが、白くてツヤがあるものを。

葉がついているものは、葉を見て選べます。パリッとしているのが優秀。

農薬は上からかけるため、主に葉の部分に残っています。土壌がダイオキシンに汚染されていたとしても、根だけを使うなら、洗って泥をしっかり落とし、包丁で皮をむけば十分。

Q 葉もおいしいし、もったいないので、みそ汁や炒めものに使っていますが?

A かしこい主婦の鑑《かがみ》といえそうですが、問題は農薬の残留。そこで、さらにかしこく、ゆでこぼしで自衛を。

葉を流水中でよく洗ったあと、2センチほどに切る。

熱湯で2分ぐらいゆで、冷水にとって水気をしぼる。

この下ごしらえをしてから、油炒めやみそ汁などに使えばぐっと安心です。

かぶ……選ぶなら、ひげ根が1本ピン！がいい

ここが安心ポイント

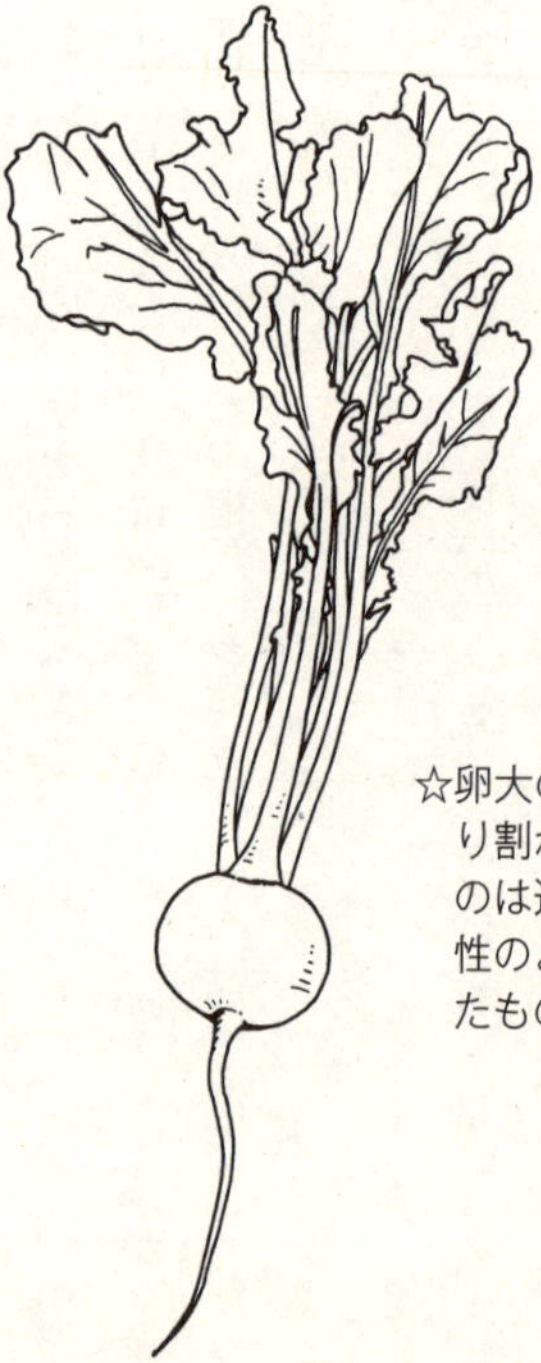
葉はみずみずしい緑色のものを
☆卵大の大きさがあり割れ目がないものは通気性、透水性のよい土で育ったもの
ひげ根が１本ピンと出ているものがよい

農薬の心配はあまりない。思わぬ伏兵は硝酸。かぶひとつではどうということはありませんが、たくさんとると発がん物質がつくられる不安が指摘されています。

けれど、この硝酸（亜硝酸）も調理の工夫でかなり減らせます。

まずは選び方。

1月から7月頃までが旬。

見比べて選ぶには、葉とひげ根、キズに注意します。

緑色のみずみずしい葉がついていて、ひげ根が1本ピンと出ているなら合格。やせた土地で育ったものは、ひげ根が1本まっすぐに伸びません。

大きさは卵よりも少し大きいぐらいがよい。

はだに茶色のキズや割れ目が入っているものは避ける。こうした割れ目は、育った土地の透水性や通気性がよくない証拠です。

使うときは、まず、流水のなかで30秒ぐらい手でこすって洗います。

次にかならず皮をむく。丸むき、六方むきなど。

よく洗い、皮をむくこと、これが農薬除去には一番です。

調理のときのコツは、水分のなかに硝酸（亜硝酸）などをできるだけ溶けださせてしまうこと。

みそ汁や煮物などに使う場合、切ったあとで面倒をいとわずサッと下ゆで。

それから調理すれば理想的です。


煮ないで使うときのかしこいメニューとして、「菊花かぶ」をご紹介します。

まず、小かぶを丸むきにし、縦横に細かい包丁目を入れる。

ボールに入れて塩をふってしんなりさせ、さっと水洗いし、水気をしぼる。

この下ごしらえが大事。

次に甘酢に漬けますが、ここでもひと工夫。

本漬けする前に、10分ぐらい下漬けの甘酢に漬ける。

取り出し、輪切りの赤唐辛子を入れた甘酢に漬け、半日ほどおいてできあがり。

この調理法なら、お湯で煮なくても農薬や硝酸（亜硝酸）の心配はほとんどありません。

浅漬けを作る場合もこれを応用してください。

薄く切ったあとで塩をふり、水で洗ってしぼる。

いったん下漬けをして取り出し、本漬け。これで万全です。

かぶ・安心な食べ方

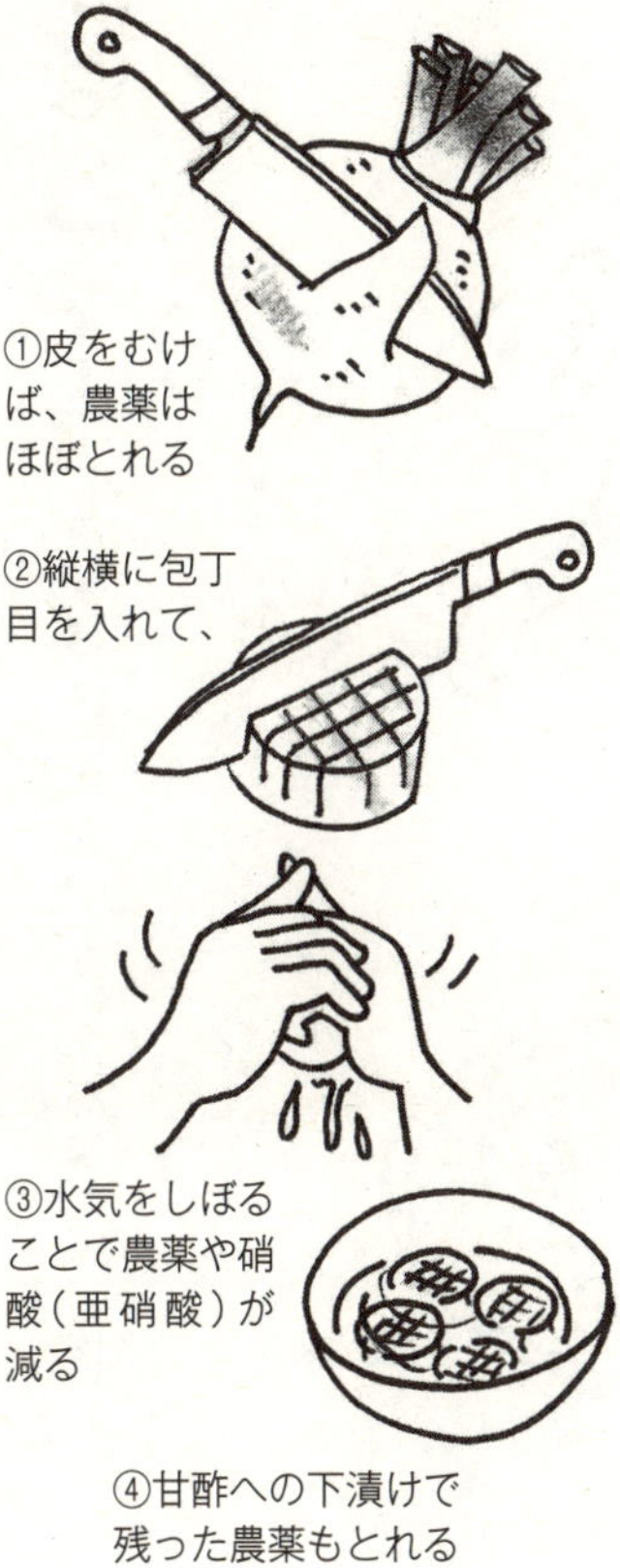
①皮をむけば、農薬はほぼとれる
②縦横に包丁目を入れて、
③水気をしぼることで農薬や硝酸（亜硝酸）が減る
④甘酢への下漬けで残った農薬もとれる

かぼちゃ……しま模様に皮をむいていたあなたは合格

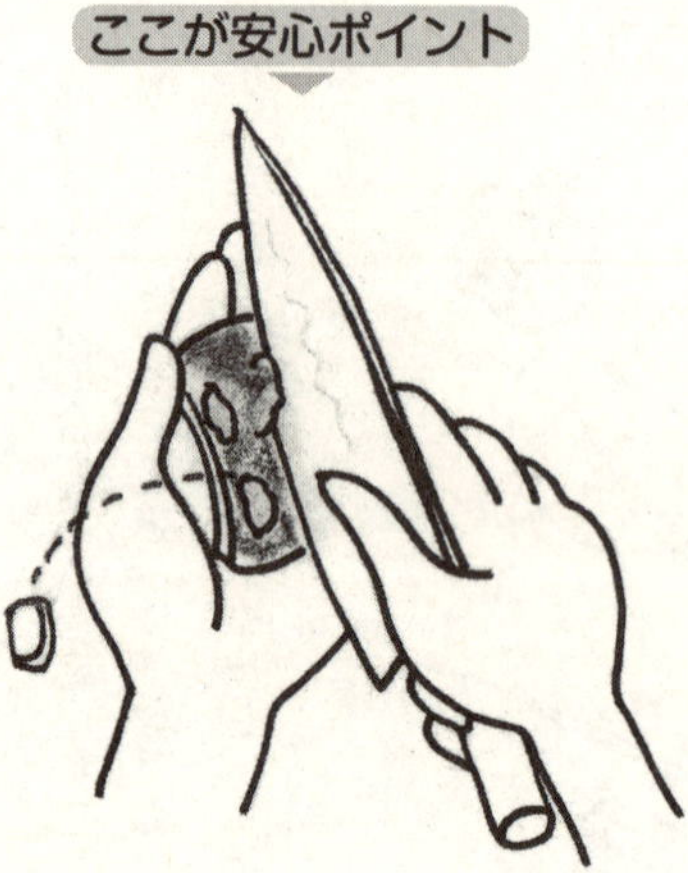

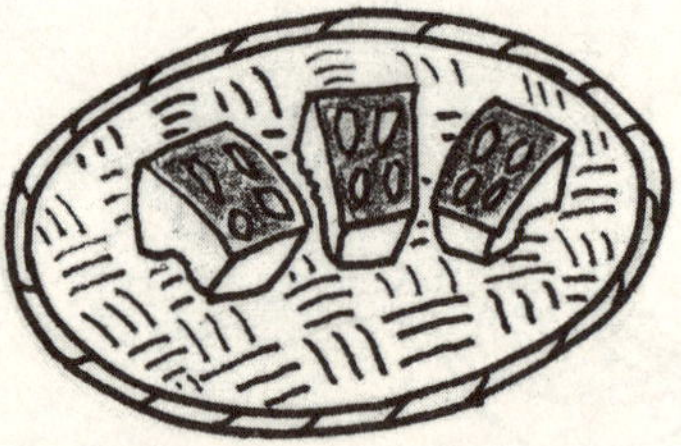

☆皮をところどころむくことで
農薬が溶けだしやすくなる

国内産はまず安心ですが、輸入ものは「ポストハーベスト」、つまり収穫後の農薬や添加物の不安があります。

旬は7月から11月頃まで。この時期に買うのがもっとも無難。それ以外の時期は、輸入ものがかなり出回っています。かぼちゃといえば昔から「冬至かぼちゃ」が有名ですが、残念ながら冬至の頃に店頭に並んでいるのは輸入ものかも。とくに旬以外は、ニュージーランド、メキシコなどからの輸入が多い。

見た目で選ぶなら、縦の縞模様がはっきりしていて、きれいなもの。カットされたかぼちゃの場合は、タネがぎっしり詰まっていて、果肉よりひっこんでいないもの、果肉の色が濃いものを。

下ごしらえはまず、流水のなかでたわしを使って1分ぐらいごしごし洗います。これで表面の農薬がぐっと減ります。

かぼちゃは固いので、あらかじめ皮をところどころむき取るのがふつう。この「かすりむき」というやり方は、安全に食べるためにも非常に効果的です。

安心なかぼちゃを見分ける

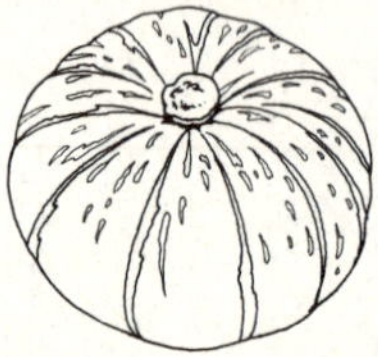

縞模様がきれいではっきりしたものが安全

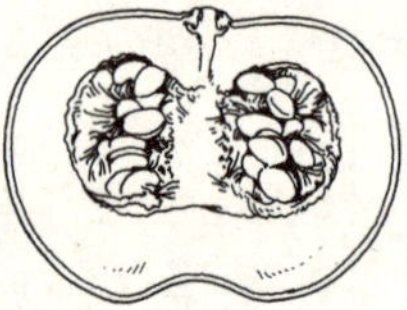

カットしたものはタネが詰まっているかで見る

煮るときには、途中で一度お湯を捨てるのがポイント。

ヒタヒタの水を加えて火にかけ、落としぶたをして煮る。お湯を捨てるタイミングは、かぼちゃの表面が透き通ってきたころ。農薬が溶けだしたお湯を捨ててしまえば、輸入かぼちゃもまず安心です。

次にヒタヒタの半分ぐらいにお湯を入れ、砂糖、しょうゆなどで味つけをして弱めの中火でやわらかくなるまで煮る。これでできあがり。

トマト……生で食べるときも、皮をむくことを忘れない

ここが安心ポイント

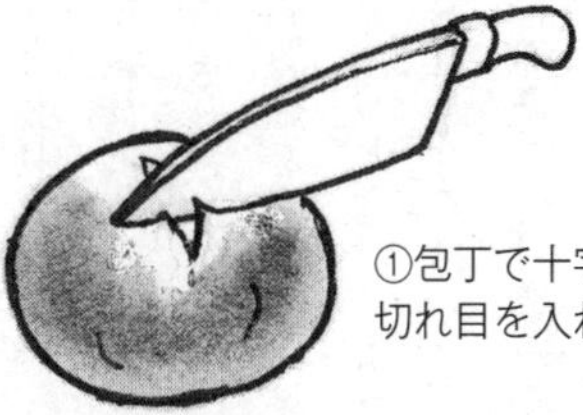

①包丁で十字に切れ目を入れ

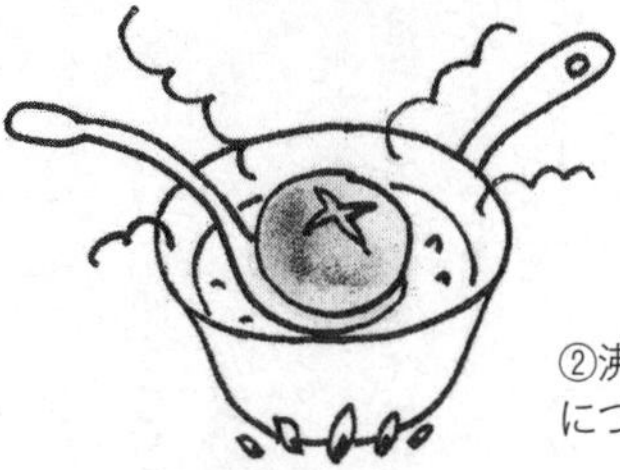

②沸騰した湯につけた後

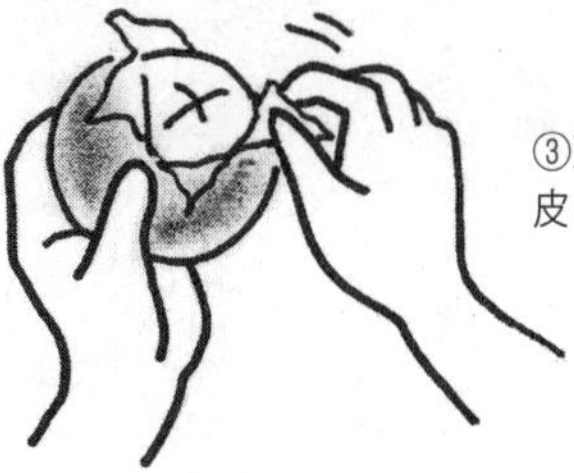

③冷水につけて皮をむく

☆クチクラ層に農薬が残っていても、皮をむけばOK

卵と炒めたり、煮込んで使ったり、カレーのペーストを作ったりと用途が広いトマト。でもなんといっても多いのは、生でくし切りにして食べる場合でしょう。それだけに、下ごしらえには気を使うことです。

まず、流水中で30秒ぐらい手でこすって洗う。これで表皮の殺菌剤や殺虫剤がかなり減ります。

ただし、まだクチクラ層には残っている可能性が大。そこで、次に「湯むき」を。これは加熱して使うときだけでなく、生で食べるときも「湯むき」をすると安全。

皮がスルッとむけるように、まずトマトのヘタの反対側に、包丁で十字の切れ目を浅く入れておく。

お湯を沸騰させ、そのなかに穴じゃくしにのせて30秒ぐらいつける。穴じゃくしがなければ、フォークなどで突き刺してもよい。

切れ目から皮がはじけたら、すぐに冷水に入れて冷まし、皮をむく。

ちょっと手をそえれば、うまいぐあいに自然にむけます。これでクチクラ層の殺虫剤も根こそぎです。もちろん、炒めたり、煮込んだりする場合にも、湯

安心なトマトを見分ける

○

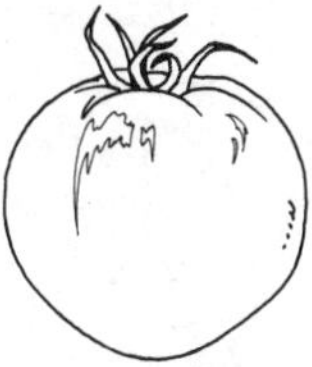

丸くてバランスのとれたものが最高

×

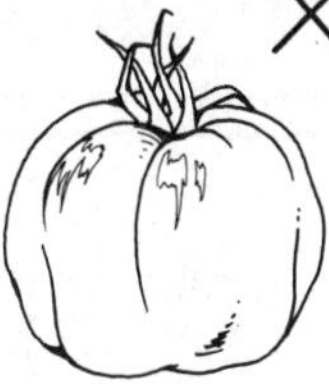

生育条件が悪いと、内部が空洞の角ばった形になる

むきを省略せずにやることです。

選び方は丸くてバランスのとれたトマトが最高。三角形や五角形に近い、角ばったものは×。生育条件が悪くて内部が空洞の「ピーマントマト」です。

そもそも、よい土で育った野菜は、病気や害虫にも強く、形や色つやもいい。こういう野菜は余分な薬剤をかける必要もない。

台所でもちょっと実験を。いいトマトは、水につけると浮かばず沈みます。

旬のものを選ぶのもかしこい。生野菜が食べたくなる、6月から8月がトマトの旬です。

きゅうり……塩でこすってキズをつけるのがなぜ重要か

ここが安心ポイント

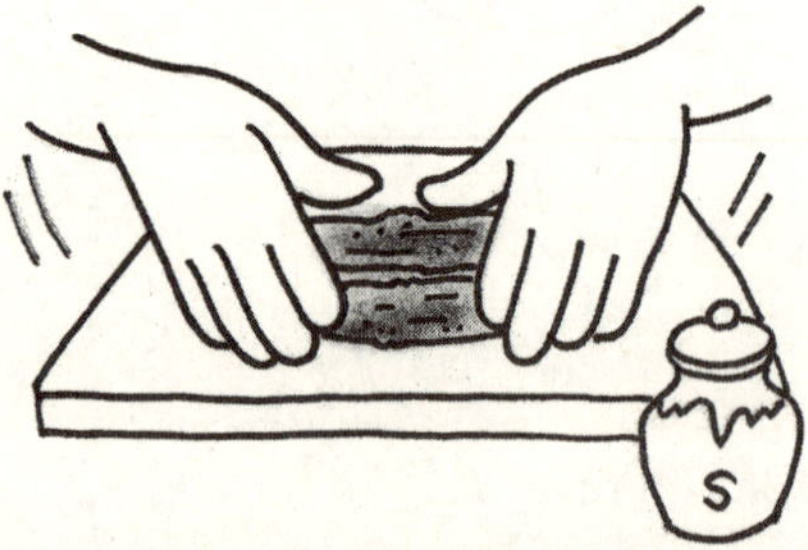

☆たっぷりの塩で板ずりし、流水で洗う。表面のキズから農薬が出る

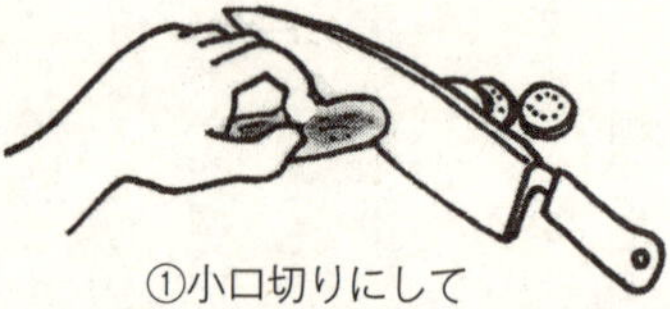

①小口切りにして

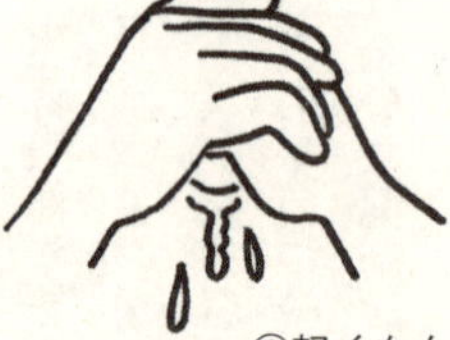

②軽くもんで水気をしぼるのも効果的

きゅうりの酢のものですが、水でさっと洗って、切って、そのまま三杯酢につけますか？

昔ながらの手順はちがいますね。そう。まずは塩をふって板ずり。包丁で小口切りしたあと、塩をまぶして水気をしぼる。手順は、水気の多いきゅうりをそのまま使うと、せっかくの酢のものが薄まってしまうため。でもこれが、農薬の防衛法にもなるという一石二鳥の話なのです。

その前に、まずは選び方から。

もっとも安心な露地ものは、6月から8月が旬。ハウスものでも安心度の高い「無加温ハウス」のものは、5月が旬です。避けるべきなのは、「頭でっかち、先細り、ひね曲がり」。こういう形は、栄養不足の証拠です。

では、かしこい下ごしらえと調理法を。

まず、流水中で5回ぐらい、よくこすって洗う。よくこすり洗いするだけで、野菜に残っていた農薬が8割も落ちた、という報告もあるぐらいです。

次に、まな板にのせたきゅうりに塩をたっぷりふる。

10回ぐらい、まな板のうえで軽くころがす。これが「板ずり」です。

そのあともう一度流水の中で洗い、塩を落とす。実はここで塩だけでなく、露出したクチクラ層から農薬も流れ出るのです。

小口切りし、塩をふって全体にまぶす。しばらくおき、しんなりしたら軽く水気をしぼります。サラダにする場合は、これをそのまま使います。

酢の物にするなら、まず割り酢（酢1、水1）に5分ぐらい漬け、取り出してしぼる。それから三杯酢などにあえる。これでいっそう安心になります。


ぬかづけを作っている方にちょっとワンポイント。

最近は少なくなりましたが、母からうけついだぬかが自慢です。という方にたまにお目にかかります。ところが年代もののぬかはあまり感心しません。ぬかには農薬を引き出す力があり、きゅうりなどを漬けるとぬかそのものに農薬がたまってしまうため。ですから、ぬかは1年ぐらいで取りかえてください。

安心なきゅうりを見分ける

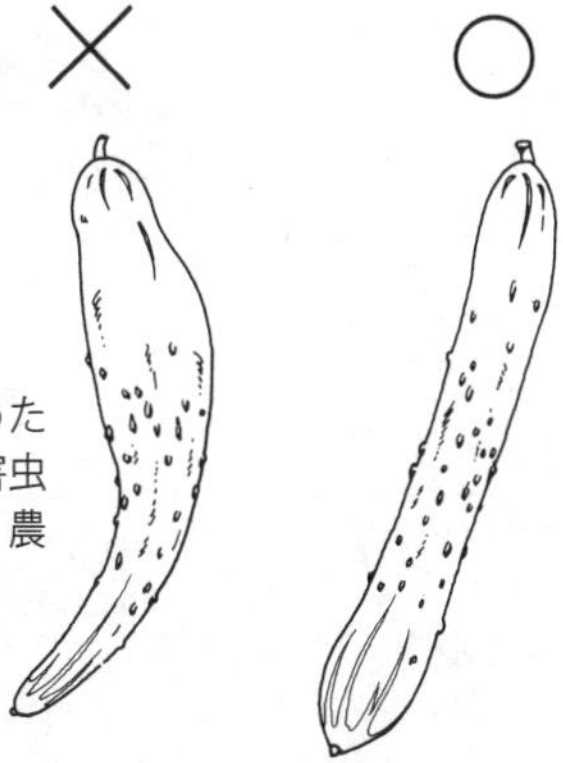

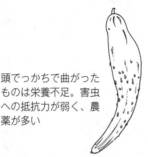

頭でっかちで曲がったものは栄養不足。害虫への抵抗力が弱く、農薬が多い

Q 切らずに長いままの「もろきゅう」は農薬が不安？

A ガブッとかじる味わいが捨てがたい、という人もいますね。「板ずり」したあと、きゅうりを縦ふたつに切った面に塩をふり、こすりあわせる。これが昔ながらのやり方ですが、そのあと一度軽く洗えば防衛法にも。

中華料理などに使う、細切りのきゅうりは、塩もみしてしぼってから使えば安心度は高まります。ちょっとした手間で、効果は大。

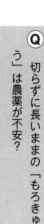

ズッキーニ

……アクを取りながらの煮込み料理がおすすめ

ここが安心ポイント

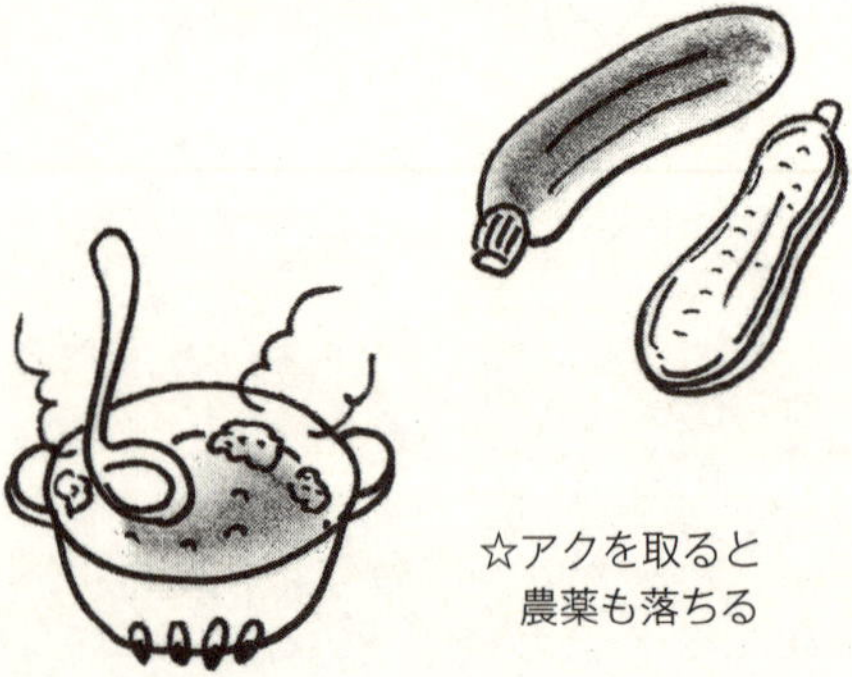

☆アクを取ると農薬も落ちる

イタリア料理でなすやにんじんなどと煮込んだり、ピクルスのような酢のものにしたり……おなじみのズッキーニ。

野菜や肉、魚などと一緒に煮込む料理は正解です。

ズッキーニにも少ないが農薬が含まれていると考えたほうがよいので、アクを取りながら煮込むといい。アクには農薬も含まれているので、アクと一緒に不安も減らせます。

なす……アクを抜くことで安全度も全然違う

ここが安心ポイント

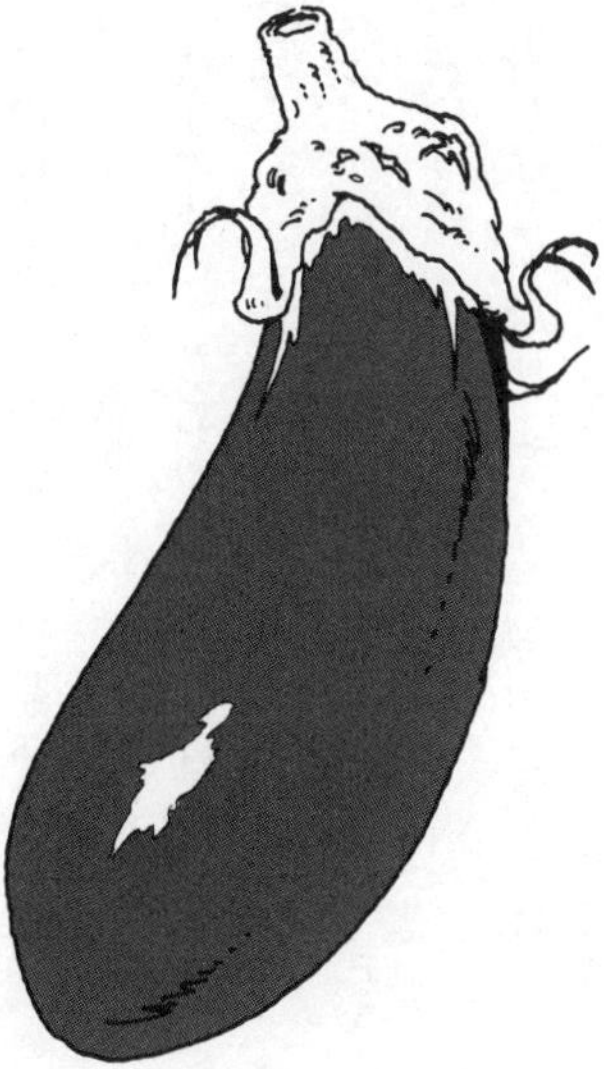

☆肥えた土で育ったものは、ヘタが黒く、痛いくらいトゲがある

なすの旬は6月から8月。

秋なすは9月です。

「秋なすは嫁に食わすな」ということわざがありますね。

聞くところによると、この意味には二説があるとか。

ひとつは、秋なすはとてもおいしいので、嫁に食わせるのはもったいない、という説。お嫁さんには気の毒な話です。

もうひとつは、なすは体が冷えるので、大事なお嫁さんには食べさせるな、という意味だという説。

どちらが本当かはともかく、おいしいなすを選ぶにはヘタに注目します。ヘタが黒くて、痛いくらいのトゲがあるものがよい。


下ごしらえは、まず流水中で30秒ぐらい手でこすり洗い。こうして、表皮の農薬を落とします。

料理にあわせて切ったら、すぐに水につけること。これはもともとアク抜き

なす・農薬の落とし方

薄切りにし、水が黒ずむまでアク抜き。皮の下（クチクラ層）が露出するので農薬も落ちる

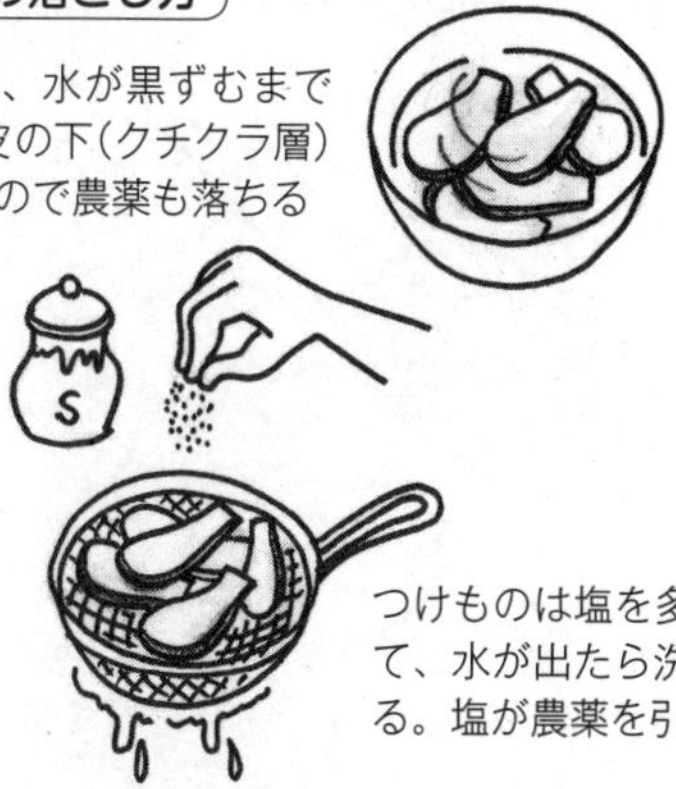

つけものは塩を多めにふって、水が出たら洗ってしぼる。塩が農薬を引き出す

のためですが、同時に農薬も落ちます。

つけた水が黒ずんできたら、流水で洗い、ペーパータオルやふきんで水気をふきとる。これで下ごしらえはＯＫ。

安心でかんたんなメニュー、「なすの押し漬け」を知っていますか？

薄く輪切りにしたなすをアク抜きし、塩を多めにふる。水気が出たらサッと水洗いし、きつくしぼる。

この手順で農薬はさらに減ります。

これでもうできあがりですから、食べられますが、さらに漬物器に入れて１、２時間漬ける方法も。

ピーマン……たとえ焼くときでも、まずゆでると安心度アップ

ここが安心ポイント

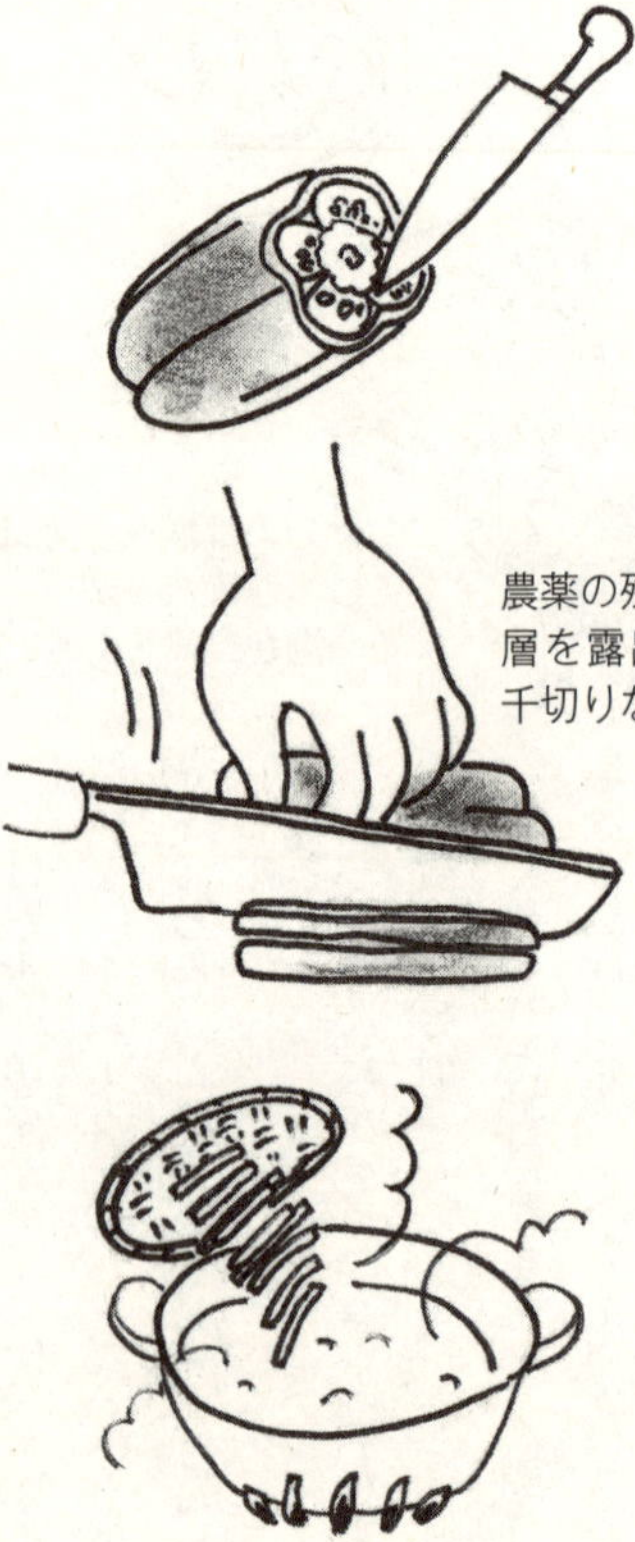

農薬の残る表皮下層を露出させる。千切りなど

☆１分ほどゆでて、農薬を溶けださせる

まず、選び方を。

旬は5月、6月なので、この時期がもっとも安心。

よいものを見分けるポイントその1は、ツヤと張りがあること。

その2は、緑の濃すぎるものは避けること。

「濃いってどのぐらい?」と聞きたくなるでしょうが、文字で伝えるのはむずかしい。お店でいろいろ見比べてみてください。黒っぽいぐらいに濃い緑のものと、自然な緑色のものがあるのに気づくはずです。

「昔のピーマンって、どんな色だった?」と年配の方に聞いてみるのも手です。

なぜなら、緑の濃すぎるピーマンは化学肥料の使いすぎ。やせた土でムリやり育てるから、病気や虫に弱い。だから農薬をたくさん使うことになるのです。

しかし、5月と6月にしかピーマンを食べない、という人はいないでしょう。選び方も、ぜったい当たるとはかぎらない。お店の照明のぐあい、その日の目の調子やひょっとしたら気分によっても判断が甘くなるかも……。

そこでかしこい下ごしらえを。
まず、流水の中で洗います。サッと水につけるだけでは洗ったとはいえません。しっかり手でこすって洗う。これで表皮についている殺菌剤が落ちる。残る農薬は殺虫剤。表皮の下層「クチクラ層」に残留しています。でもあわてることはありません。
野菜を切れば当然、クチクラ層は露出します。千切りがもっとも効果的。切ったら沸騰したお湯で1分ぐらいサッとゆでる。農薬がお湯のなかに溶けでてきます。そこでとりだして冷水で冷ます。これでひとまず安心、調理にとりかかります。

Ⓠ 炒める前にもわざわざゆでるんですか?

Ⓐ そのほうが安心。炒めてから柔らかくするために蒸すぐらいなら、最初にゆでる。1分程度ならシナッとはなりません。冷ましたらよく水を切って。

オクラ……塩でこすってキズをつけるのが決め手

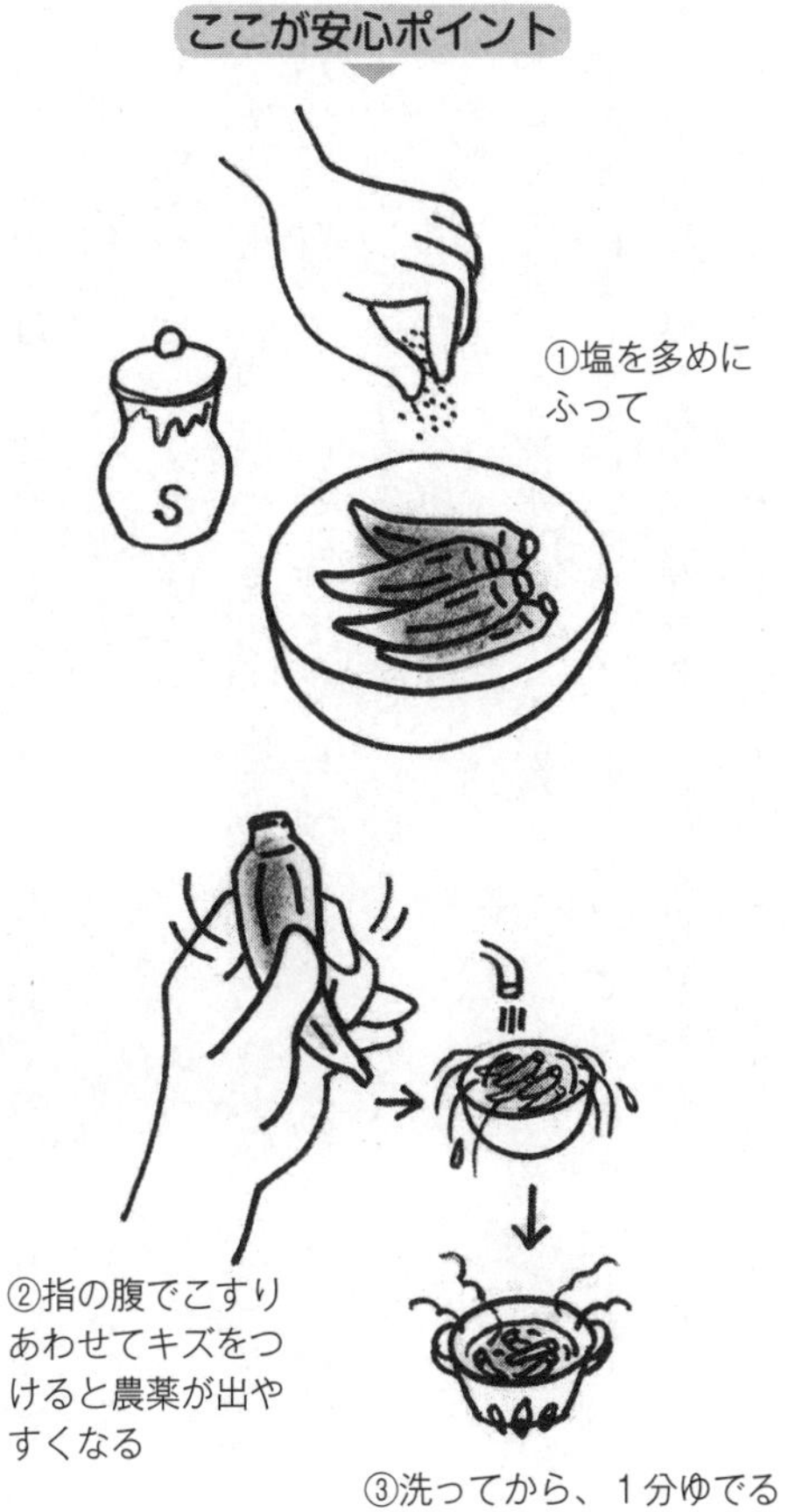
ここが安心ポイント
①塩を多めにふって
②指の腹でこすりあわせてキズをつけると農薬が出やすくなる
③洗ってから、１分ゆでる

選ぶポイントは、みずみずしい緑色をしていて、がくの色がきれいなこと。うぶ毛が密生していること。

長さのめやすは6～7センチぐらい。

ただし、色を確かめようにも、近ごろは緑色のネットに入って売っていることが多い。買ってきていざ開けてみたら黒ずんでいた、というくやしい話も。ネットごしに見分ける決め手はなし。信頼できる店で買うことですね。


下ごしらえは、まず流水で30秒ぐらい洗う。

塩を多めにまぶし、指の腹でこすりあわせる。これはうぶ毛をとるための、昔からのおなじみの方法。農薬を減らすのにも役立ち、一石二鳥です。

もう一度よく洗って塩を落とし、ほんの1分ぐらいゆでる。

手早く冷水にとり、冷えたら水を切る。

もともとあまり農薬を使っていない野菜ですから、これで安心です。

じゃがいも
……春先の芽を大きく取り除く意味

ここが安心ポイント

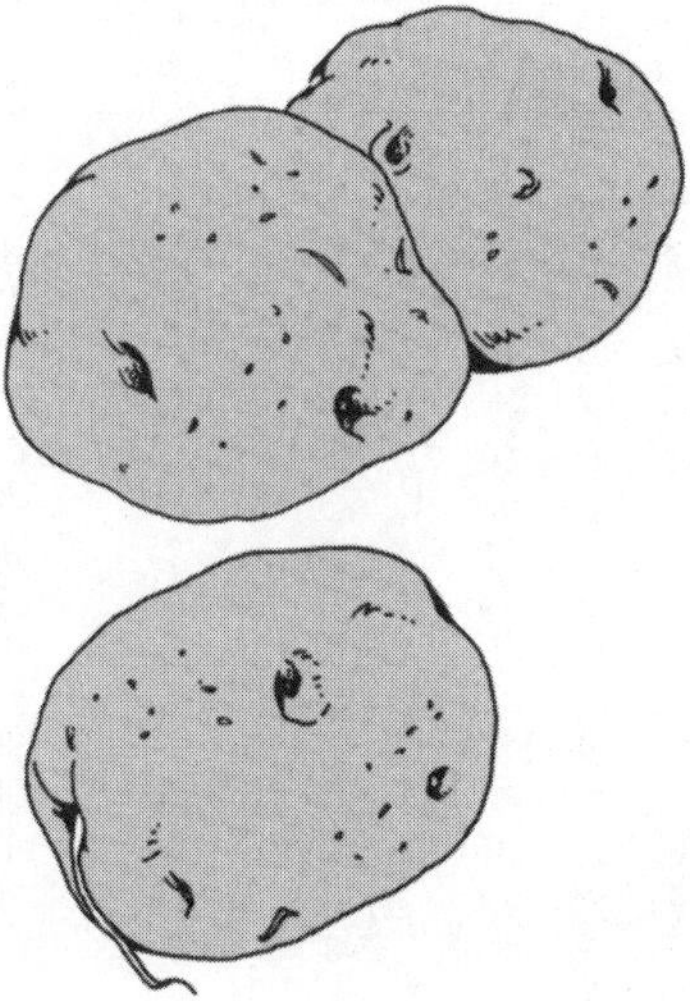

☆中玉クラスで凹凸の少ないものがよい。皮の一部が緑色なら避ける

旬は10月。

中玉クラスで、凹凸の少ないものを選ぶのが無難です。

ところで、じゃがいもに光があたって、皮の一部が緑色になったのを見たことがありますね。

ではクイズ。緑化した部分にあたるじゃがいもの中身は、いったいどちら?
①「毒があるから食べないほうがよい」
②「葉緑素がふえて栄養があるから食べたほうがよい」
年配の主婦の方はまずまちがえないと思いますが、学生さんなどに聞くと「葉緑素説」にかなりの手が上がります。たしかにいかにももっともらしい。

ところが、じゃがいもの緑化部分には、新芽と同じ「ソラニン」という有毒物質があるのです。

新芽を包丁でクリッときれいにえぐりとる、これは誰でもやっていること。特に春先の芽は食中毒を起こしやすく、要注意です。

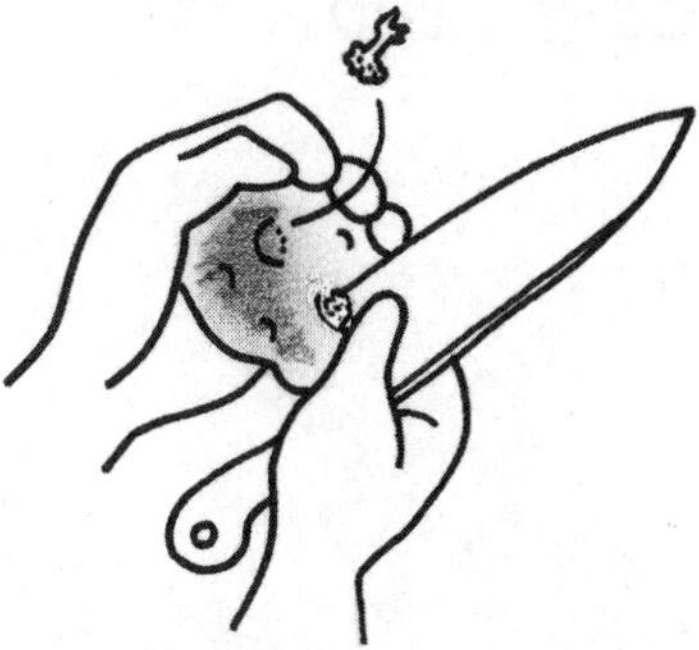

芽には有害物質ソラニンが
含まれるので取り除く

これと同じで、皮が緑化しているときは、その部分を包丁でストンと切り落としてください。

もちろん、パックになって売っているなかに緑色が見えたら、選ばないこと。

じゃがいもは土の中で育つので、散布される農薬の心配はあまりないのですが、あえていうなら土壌のダイオキシン。洗って泥を落とし、皮をむけば心配ありません。さらに、じゃがいもを切ったあと水にさらしている人は正解！　もし不安が残っていても溶けだします。

さつまいも

……厳守！　スポンジで5回こすり洗い

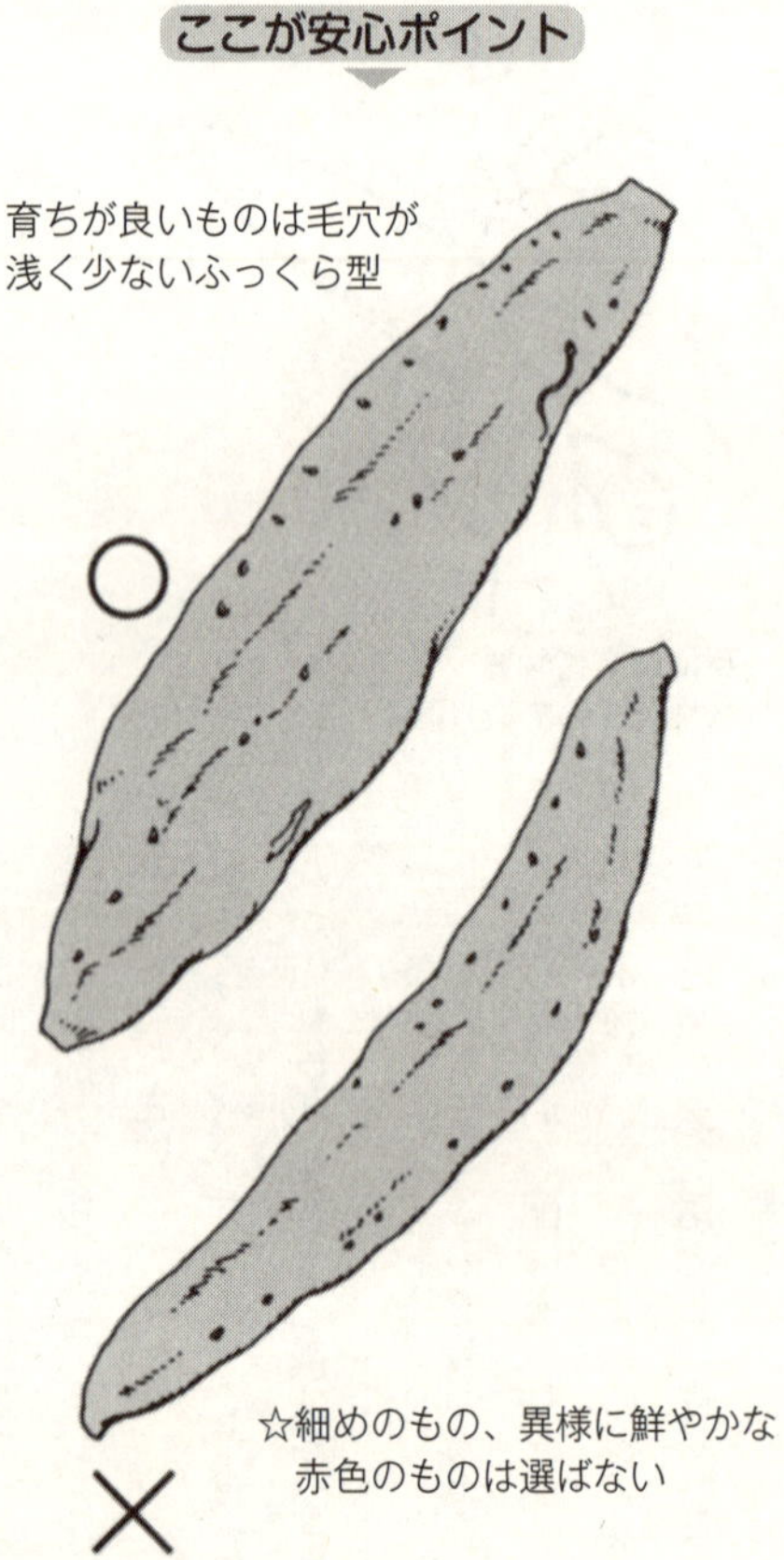
ここが安心ポイント
育ちが良いものは毛穴が浅く少ないふっくら型
○
☆細めのもの、異様に鮮やかな赤色のものは選ばない
×

農薬の心配はほとんどない。病害虫に強いので、あまり農薬を使わないのです。

むしろ注意すべきは、発色剤として使われている「リン酸塩」。異様に赤く鮮やかな色をしたさつまいもは、リン酸塩につけた〝お化粧いも〟です。野菜は、本来の姿、色つやのものが一番。さつまいもにかぎらず、あまりにきれいな紅色の「しょうが」や、真っ白な「さといも」なども要注意です。

その他の選び方のポイントといえば、細めよりふっくら型を。さらに、毛穴が深くなく、少ないこと。

これが〝育ちのよい〟さつまいもの条件なのです。

下ごしらえのポイントはたったひとつ。

流水のなかで、スポンジを使って5回ぐらいこすり洗いする。もしもリン酸塩のお化粧いもだったとしても、これで大丈夫、落ちます。

その他の気配りは特に必要ありません。

さといも……洗ってあるものでも塩でもみ、洗い流せば安全

ここが安心ポイント

☆丸い形のものを選ぶ

○

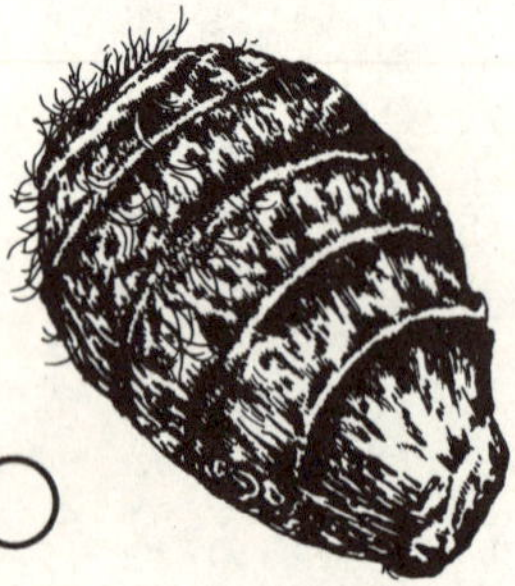

×

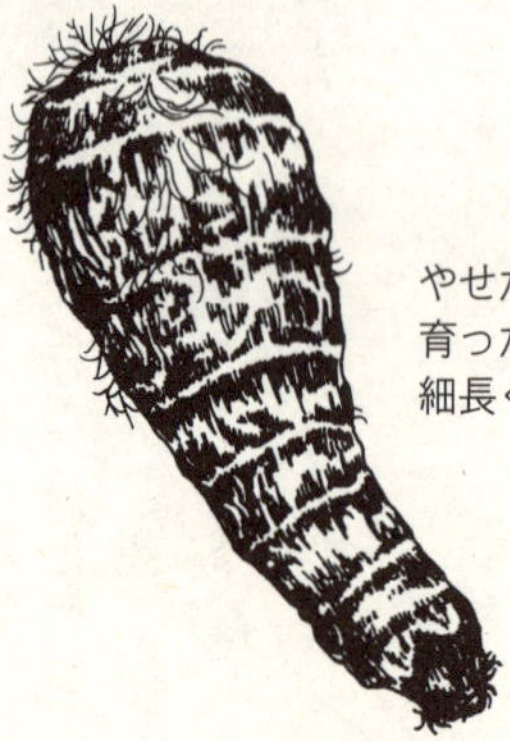

やせた土地で
育ったものは
細長くなる

旬は9月から12月、細長いものよりも丸いものを選びます。

いわゆる泥つきのさといもに加えて、近ごろは「洗いさといも」もよく店頭に並んでいます。皮をむいて包装されているのがそうですが、見るからに真っ白なのは避けたほうが無難。〝お化粧さといも〟の可能性大です。

お化粧に使うのは、次亜塩素酸や亜硫酸などの漂白剤、リン酸塩などの発色剤。どちらも農薬同様、体に入れるのは好ましくない。

好ましくないのに使うのは、いかにおいしく見せて買ってもらうかに手段をつくすから。そうストレートにいってしまうといかにも口が悪いようですが、経済原理ですからある程度はしかたありません。

そこで、簡単にだまされないように買う側も防衛するわけですが、お化粧さといもかそうでないか、まちがいなく見分けられるとはかぎらない……。

でも大丈夫。下ごしらえで除毒は十分可能です。

洗いさといもは、まずボールに入れて塩をまぶし、手でよくもみます。

洗いさといも・漂白剤の落とし方

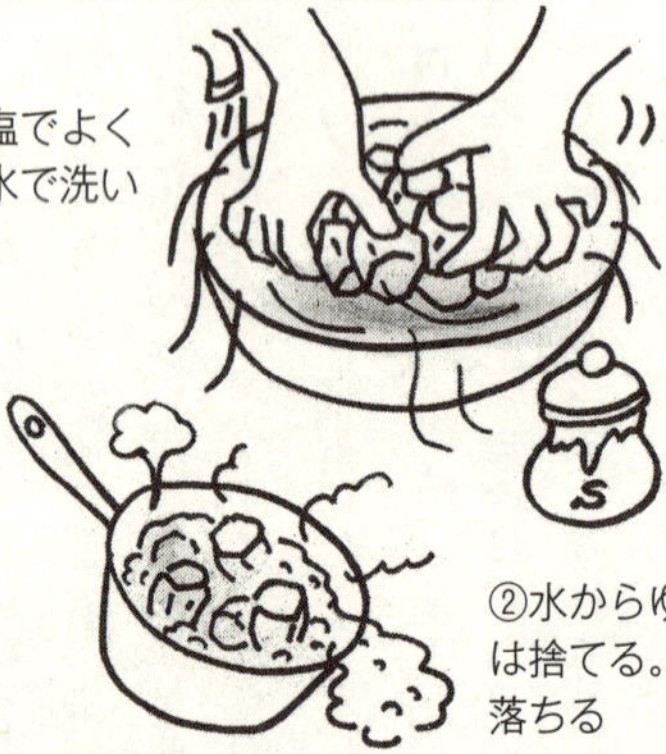
①まず塩でよくもみ、水で洗い流す
②水からゆで、ゆで汁は捨てる。漂白剤等も落ちる

全体に塩がなじんだら、水で塩を洗い流す。鍋にたっぷりの水を入れ、水から強火でゆでる。煮立ったら、ゆで汁を捨て、ぬるま湯で洗う。

これで、もしも漂白剤や発色剤を使っていても、ほとんどとれてしまいますから安心です。

Q 皮つきのさといもも塩で洗ってゆでこぼしたほうがいいですか?

A もともと農薬の不安は少ない野菜なので、ダイオキシン対策のために泥は洗って落とし、皮をむけば安全面では十分。

ブロッコリー
……ゆでる前に小さく切り分ける理由

ここが安心ポイント

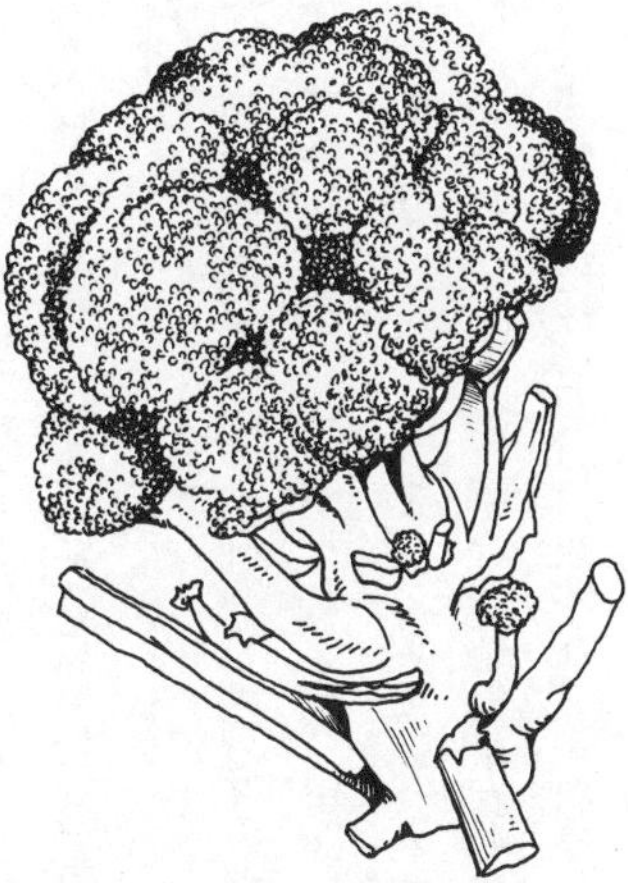

☆つぼみが堅くしまって、こんもり盛り上がっているものは農薬不安が少ない

講演で、ブロッコリーの選び方を質問したことがあります。

会場からの答えは、「先がパラパラしたものはダメ」「ちょっとさわってみてしっかりしているものを選ぶ」「どこどこ産と表示のあるものにする」。

いずれも正解。

念のため私流の模範解答をあげておけば、「つぼみが堅くしまっていて、こんもり盛り上がっているもの」といったところ。旬は11月、12月です。

かなりの人が正しい選び方を知っているのも、それだけブロッコリーがポピュラーな野菜だというわけですね。幸い農薬の不安も少ない。

下ごしらえではまず小房に切り分けますが、これは火の通りをよくするためにたいていの人がやっています。農薬除去にもなります。

ゆでる前にポイントがもうひとつ。切り分けたら塩水のなかでサッと洗う。流水で塩を落として水気を切る。真水ではなく塩水で洗えばアク抜きにもなるし、ゆでたときに農薬も減ります。

これでもう安全対策は万全。

カリフラワー……塩とレモンを加えてゆでる効能

ここが安心ポイント

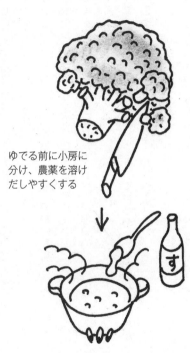

ゆでる前に小房に
分け、農薬を溶け
だしやすくする

☆お湯に酢小さじ１を入れて
ゆでる。酢は農薬を引き出
す力がある

おいしいものを選ぶには、すきまなく身がつまっていることが条件。これはたいていの人が知っています。

もうひとつ、気をつけるべきポイント。いかにも真っ白なものより、ややクリームがかっているほうがよい。つぼみにうぶ毛のようなものがついているのは避けます。大きさは直径15センチぐらいが理想的。茎が短くて、ずっしり重みのあるものを選びます。

カリフラワーは葉におおわれるように育つので、農薬が直接かかりにくく、その点ではかなり安心。旬は12月から6月頃です。

ゆでるときには、熱湯に塩をひとつまみ。ここで、さらにレモンの切れ端、あるいは酢を小さじ1杯ぐらい加えると、白くゆであがります。よくやる方法ですが、農薬除去にも効果大。

小麦粉を入れてゆでる人もいますが、農薬が溶けだしにくくなるので×。ざるにあけたら、水につけずにそのままさまします。

アスパラガス……はかまをとってゆでれば、これで解決

ここが安心ポイント

穂先がしまっているのを選ぶ

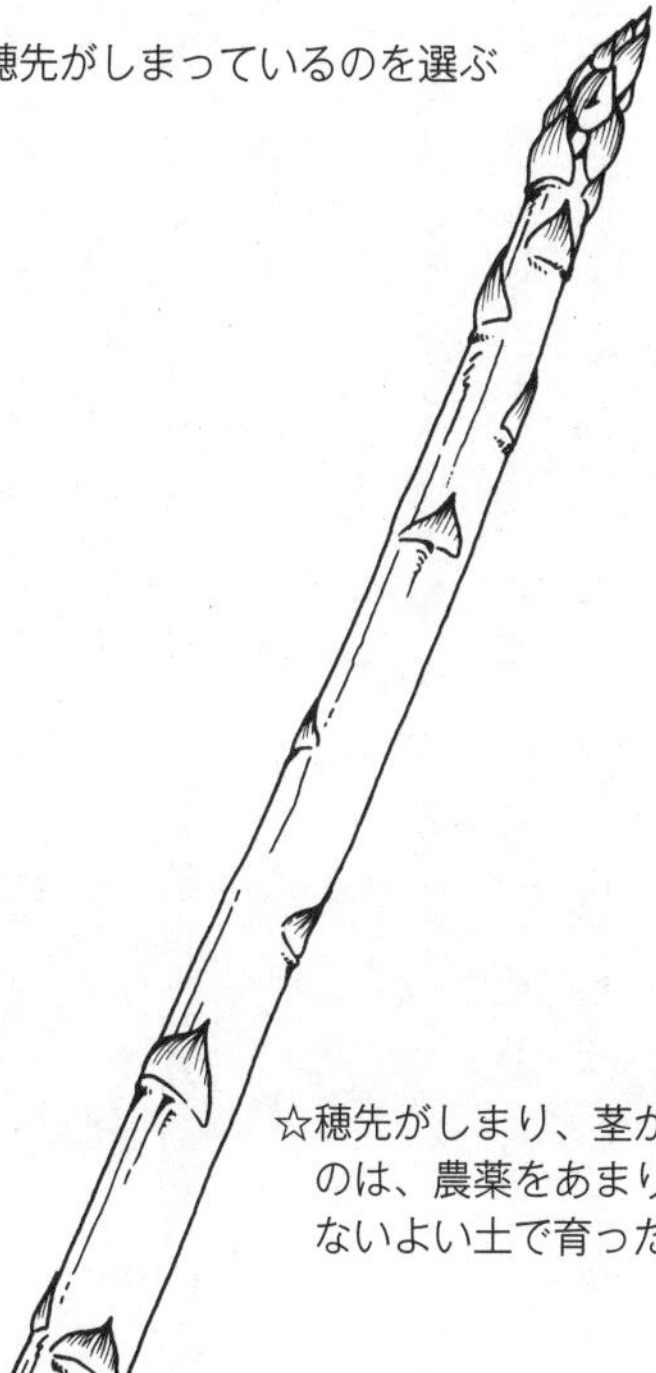

☆穂先がしまり、茎が太いのは、農薬をあまり使わないよい土で育った証拠

直径1.2センチぐらいの太さがあるもの

穂先がしまっていて、根元の太さが直径1・2センチぐらいあるものを。やせた土で育ったものほど、ひょろっと細くなります。

国産の旬は5月から10月にかけて。

それ以降は、輸入ものがほとんどです。産地表示がある場合は、国内のものを選んだほうが無難。

下ごしらえは根元を切り落とし、はかまをそぐ。これは誰でもやっていることですが、さらにそのあとで、根元に近い部分の皮を薄く削ると効果的。

なお包丁を使わずに、両手でもって自然に折れるところでパキンとやる人もいます。これも、固いところをうまく除き、同時に農薬もとってしまう生活の知恵でしょう。

ゆでてサラダにするほか、バター炒めもおいしい。炒める前に、まず2つに切って2分ぐらい下ゆでします。これで、残っている農薬が熱湯に溶けだします。ゆでたあとで水にさらす必要はありません。

セロリ……酢水に2分さらすだけで大丈夫

ここが安心ポイント

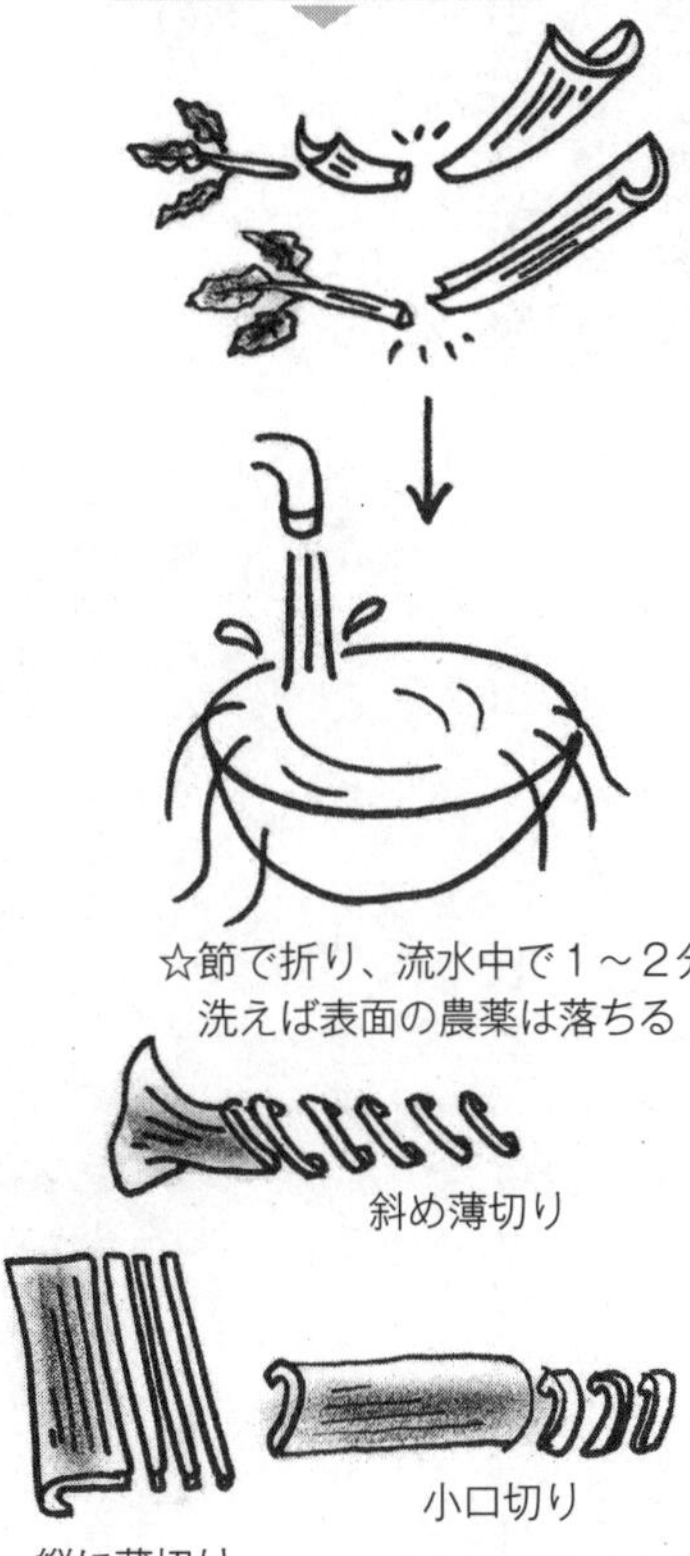
☆節で折り、流水中で1～2分
洗えば表面の農薬は落ちる
斜め薄切り
縦に薄切り
小口切り

☆細かく切ると残った
農薬も出やすくなる

セロリの旬は3月、4月です。

葉の部分を見てください。中心になる「芯葉」が勢いよくまっすぐ立っているものがよいセロリ。化学肥料をたくさん使って、やせた土地でムリに育てたものは、芯葉がどことなく頼りなく見えます。

下ごしらえは、まず葉先を節のところで折り、流水中で1、2分、よく手洗いします。

小口切りや縦の薄切り、斜め薄切りなどにしたあと、アク取りを。実はこのアク取りが農薬を落とすためにも効果があります。ここが一番ポイントなので、ぜひ次のやり方を。

水3カップほどに、酢大さじ1を加えて、酢水を作る。この中に、切ったセロリを入れ、2分ぐらいさらす。その後、水洗いします。

これで終わり。安心して食べられます。

シチューなどに使うときも、アク取りをかねて酢水にさらすとよいでしょう。

安心なセロリを見分ける

☆株の中心の葉が勢いよく立っているもの。化学肥料多用のものは立たない

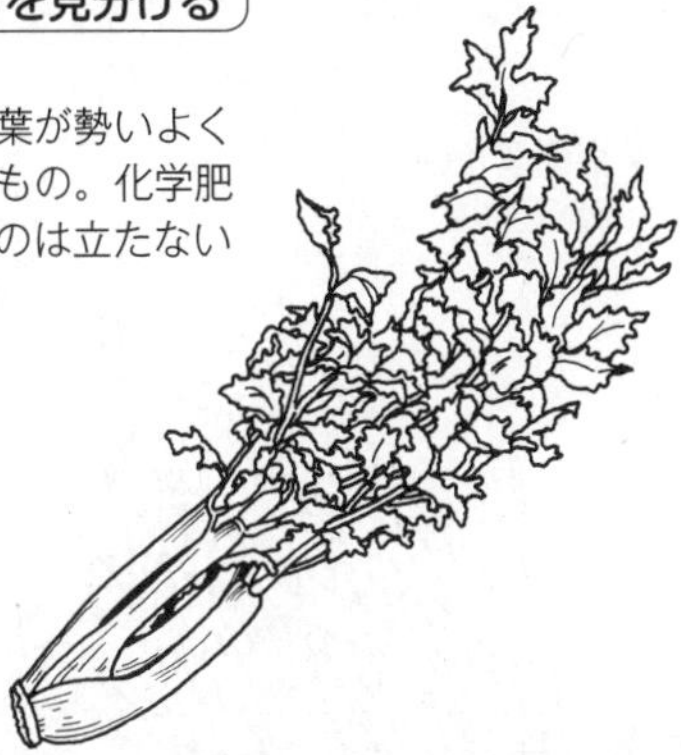

Q セロリの葉を捨てるのはもったいないので、炒めものに使ったり、シチューの香草として使っていますが？

A 葉は、農薬がいちばんかかっているところ。とはいっても、毎日のように食べるわけでもないでしょうから、そう神経質になる必要はありません。「少しでも安心に」をモットーにするか、「少しでも経済的に」をモットーにするかはあなた次第。

気になるようでしたら、流水の中でよくふり洗いを。これでかなり安心度は高まります。

にら……流水で5回ふり洗ってゆでれば安心

ここが安心ポイント

☆葉が肉厚で幅が広い、よい生育条件のものを選ぶ

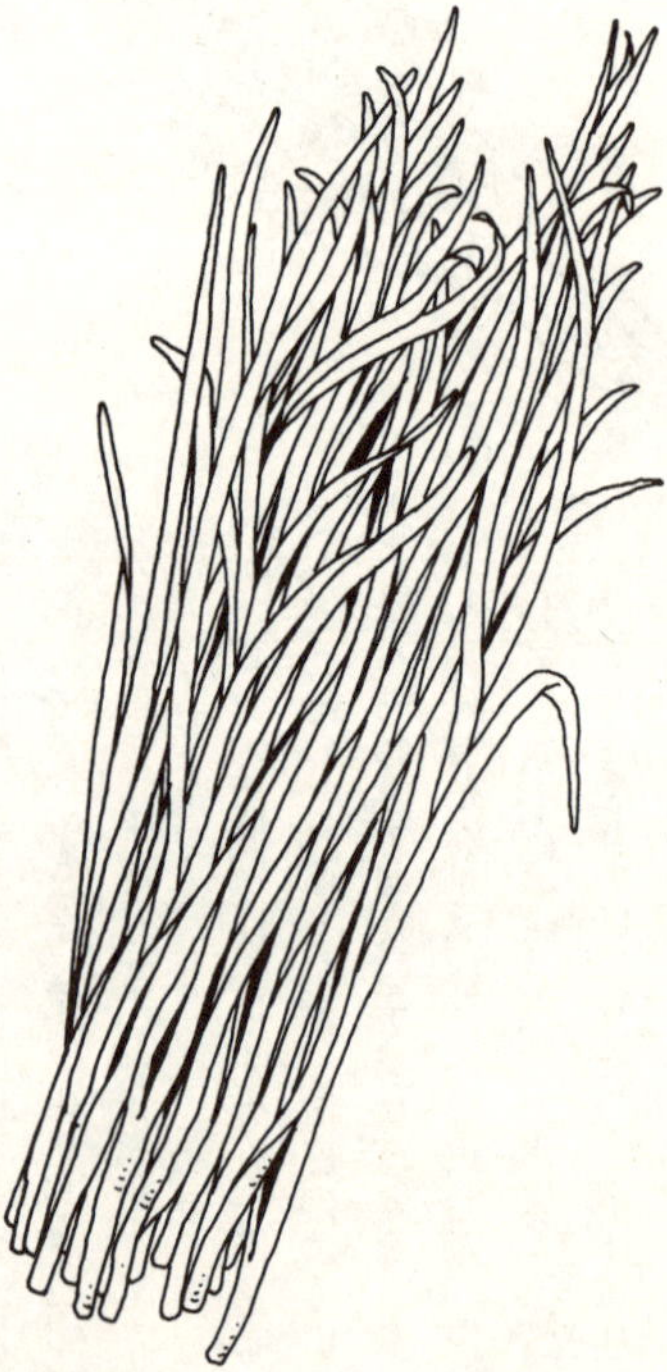

ひょろっと頼りないものは避け、葉が肉厚で幅も広いものを選びます。旬は3月、4月。

次のように下ごしらえすると安心です。

まず洗い方。水にさっとくぐらせるのではなく、ボールなどにジャージャー水を流し入れながら5分間つけておく。

そのあと、流水の中で5回ほどふり洗い。

さらに効果が大きいのが「ゆでこぼし」です。

ほうれんそうや小松菜、しゅんぎくなどと同じように、ゆでてからお湯を捨てます。にらの場合は、ゆでたあと水にさらす必要はありません。

このあと、にらの卵とじなどに。ただし、レバニラをはじめ中華の炒めものの場合、生のにらを強火でサッと炒めただけの歯ごたえのよさが好み、という声も。こうなるとまさに個人の選択の問題。一瞬でもゆでこぼしたほうがより安全ですが、にらはもともと不安の少ない野菜。好みを無視してまで、あえてやれとはいいません。

もやし……酢水で30秒ゆでる、ここがポイント

ここが安心ポイント

☆お湯に酢を入れ 30 秒ゆで、ゆで汁を捨てる。漂白剤もとれる

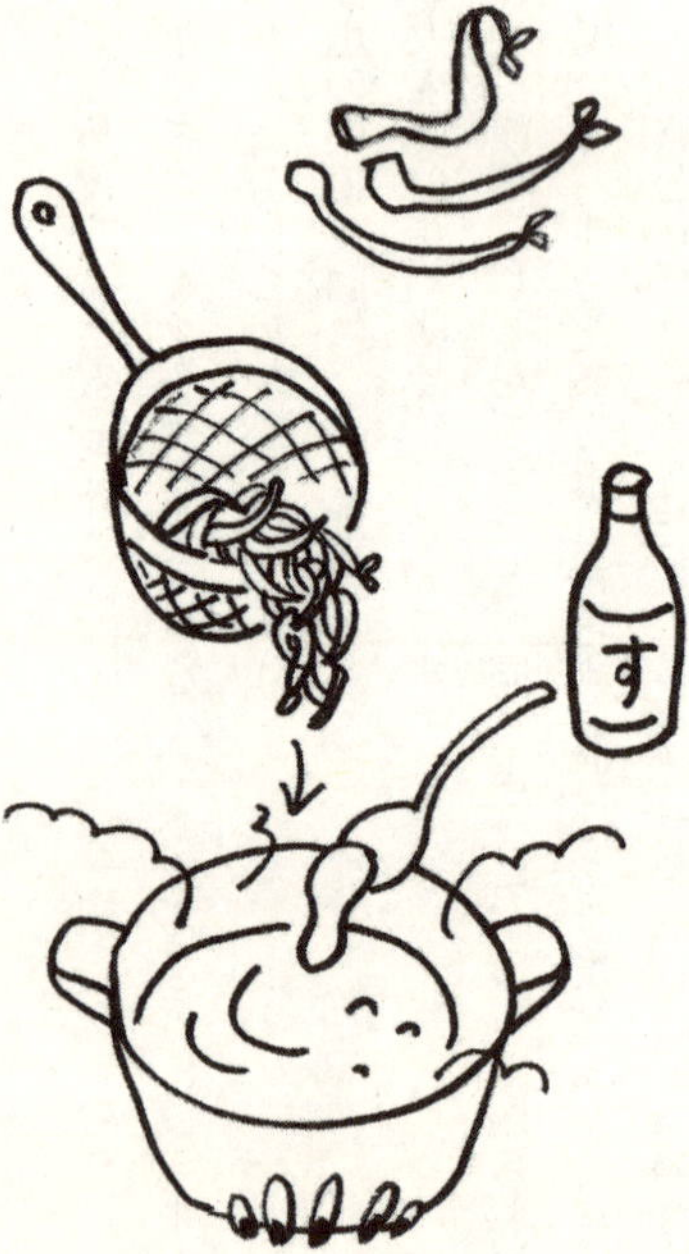

もやしは白いほうがきれい――たしかにそうですが、漂白剤を使っているのはいただけない。次亜塩素酸、亜硫酸など、要するに体によくないから。漂白剤入りは、買う側が見た目を重視するためでしょう。
でも、やはり見た目よりも安全性。最近は無漂白が大変多くなりました。

下ごしらえでも安全を確保できます。

たっぷりの沸騰したお湯に、酢をたらしてもやしを入れ、強火で手早くゆでる。漂白剤使用のもやしでも、酢がこれを引き出します。おまけに酢には野菜を白くしあげる効果もあるので、どちらにせよやっておけばまちがいありません。

もやしはシャキッとした歯ざわりが身上。長くゆでる必要はないのです。30秒ぐらいで漂白剤はほとんど溶けだします。

なお、もやしは室内で栽培されるのでダイオキシンの不安はない。

ただ、薬品を使用していた場合は、根に残っているといけないのでひげ根はとったほうが無難です。

チンゲン菜

……根元を深めに切って泥を落とすこと

活性酸素を防ぐベータカロテン、添加物のリン酸塩の害を防ぐカルシウムが豊富。シャキシャキした歯ごたえとくせのない味で人気の中国野菜です。

不安があるとすれば、土壌に残ったダイオキシン。根元を深めに切って泥を落とす。葉をはがして、１枚ずつていねいに洗う。これでＯＫ。

念には念を入れるなら、炒めものなどに使う前にも、切ってサッと湯に通す。農薬が残っていても溶け出します。

ここが安心ポイント

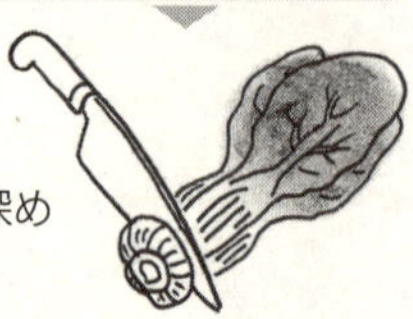

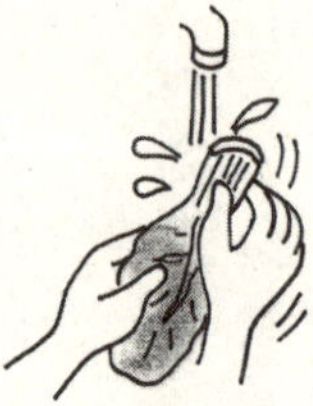

洗うときもていねいに。土に残ったダイオキシンも落ちる

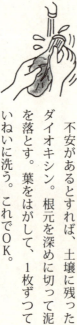

タア菜……いい土で育ったものは、緑が濃くてツヤがある

一年中栽培されていますが、旬は冬。日本では「如月菜」という名前も。

地面にはうようにつぶれた形をしています。いい土で育ったものは、緑が濃くて、ツヤがあるもの。炒めたり、ゆでておひたしにするのがおいしい。

炒める前に、切って、サッと湯通し。おひたしのときも切ってからゆでる。しょうゆで下味をつけたら、よくしぼってから食べる。

ここが安心ポイント

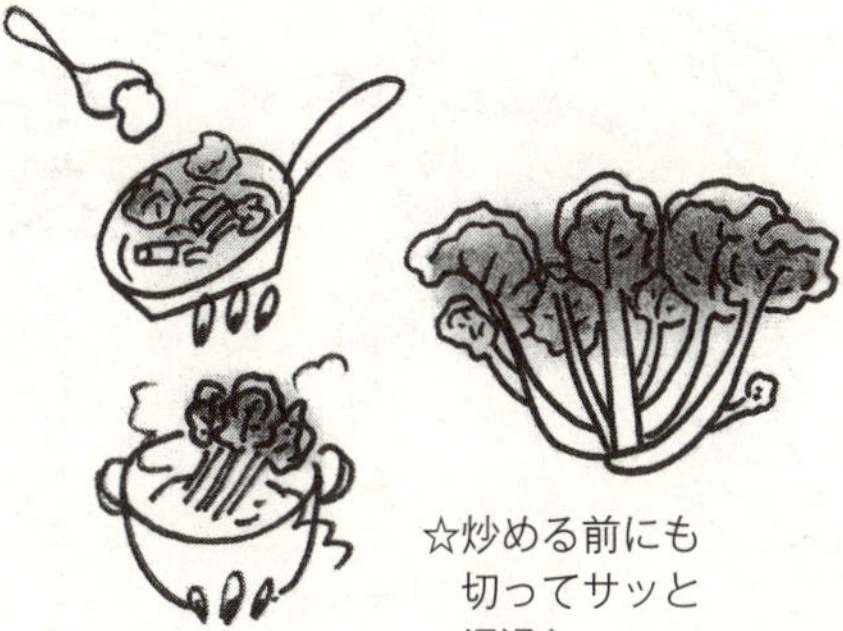

☆炒める前にも切ってサッと湯通し

空心菜……炒める前にもサッと湯通し

ここが安心ポイント

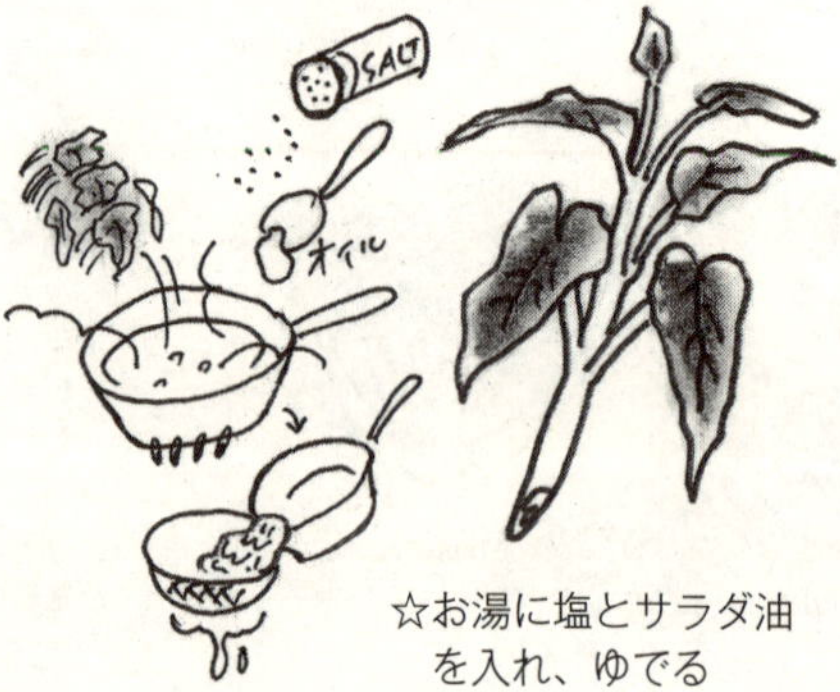

☆お湯に塩とサラダ油を入れ、ゆでる

東南アジアでは一般的な、茎の真ん中が空いている野菜です。日本でもアジア料理屋さんなどで見かけます。たまにスーパーに売っているので、ここでは家庭で安全に楽しむメニューを。

空心菜も農薬の心配がないとはいえません。適当にザク切りにする。お湯を沸騰させて、塩とサラダ油少々を加え、サッとゆでる。水気を切って、食卓へ。炒めもののときも、切ってから湯通しして。

ニガウリ

……ワタを取って水にさらす、が正解

沖縄ではゴーヤ。豆腐や豚肉と一緒に炒めたゴーヤチャンプルーは有名ですね。

苦いけど、その独特の味ですっかり全国区でおなじみになりました。

ビタミンCが多い。

瓜のように縦に半分に切って、ワタをスプーンで取り除く。薄切りにして水にさらす。これだけで農薬も溶けだします。

ここが安心ポイント

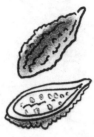

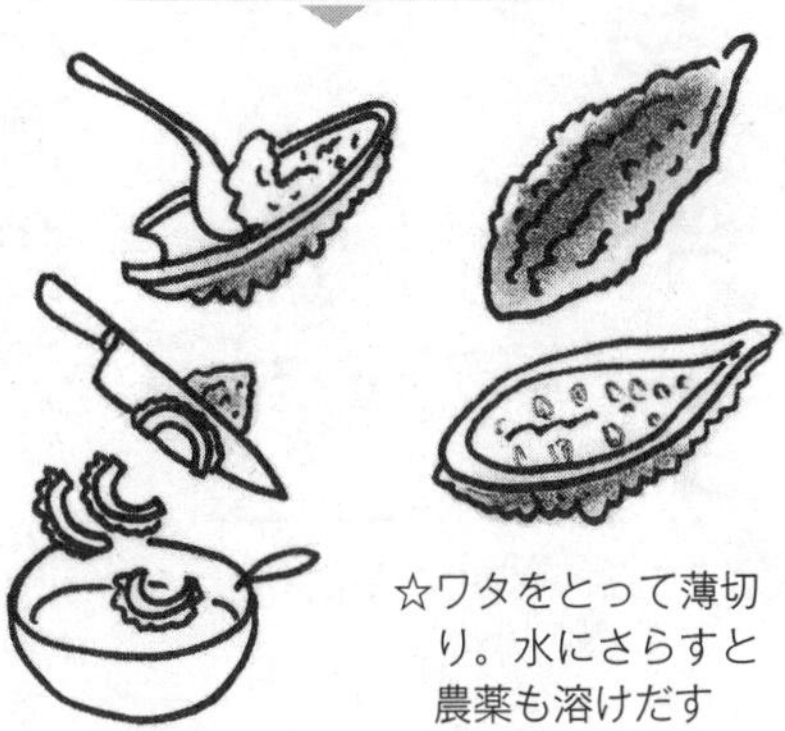

☆ワタをとって薄切り。水にさらすと農薬も溶けだす

冷凍野菜……サッと湯通しする習慣をつける

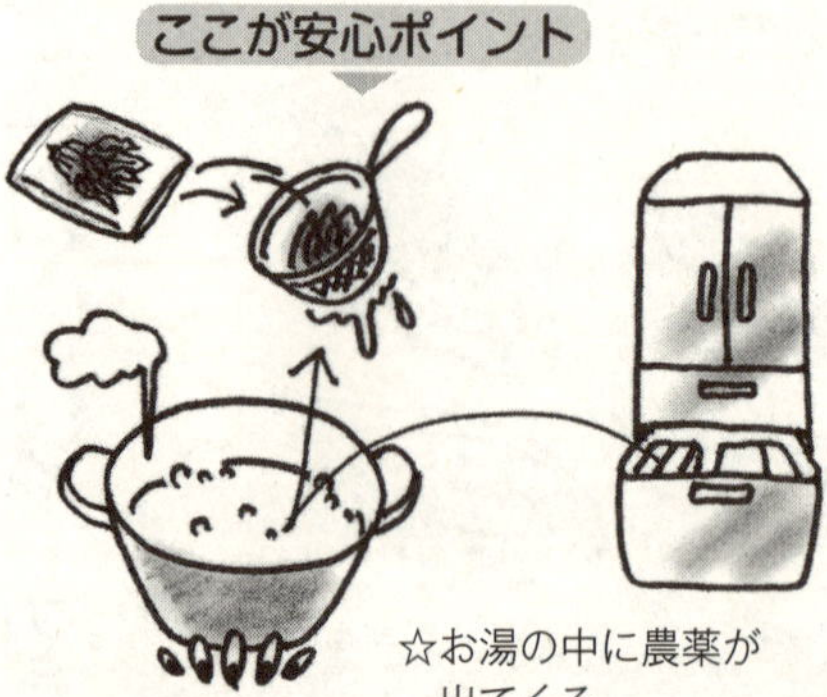

☆お湯の中に農薬が出てくる

中国産の冷凍ほうれんそうから、基準値を超える農薬が検出されて以来、ミックス野菜やブロッコリーといった冷凍野菜自体を、何となく敬遠している人も多いのではないでしょうか。けれどもやはり便利なことに、違いはありません。

農薬の不安を解消するには、解凍も兼ねてサッと湯通しすることです。冷凍野菜は、加工する前に軽くゆでてあるため、さらにゆでてしまうとやわらかくなりすぎます。湯通しする方法がおすすめです。

2
果物

輸入ものでも、重要なのは
「皮の扱い」ひとつです

いちごは塩水で
洗わない、

バナナは軸1センチ
を切りとる…

輸入ものに使われている防カビ剤、OPP、TBZ、イマザリルや殺虫剤の有機リン系農薬などは発がん性の不安が……生で食べる果物だけに心配があります。でも大丈夫です。たとえば農薬は8～9割が果皮に残留しますので、皮のむき方を変えるだけで、だいぶ違います。不安が残る部分を食べずに残す、より安全にする洗い方……種類別に、わが家でできる方法を確認してください。

また、最近ではカットした果物もよく売られています。これは皮をむいてあるので、農薬などの不安はありません。そのまま食べて大丈夫です。

いちご……塩水で洗うより、真水でふり洗い

ここが安心ポイント

○

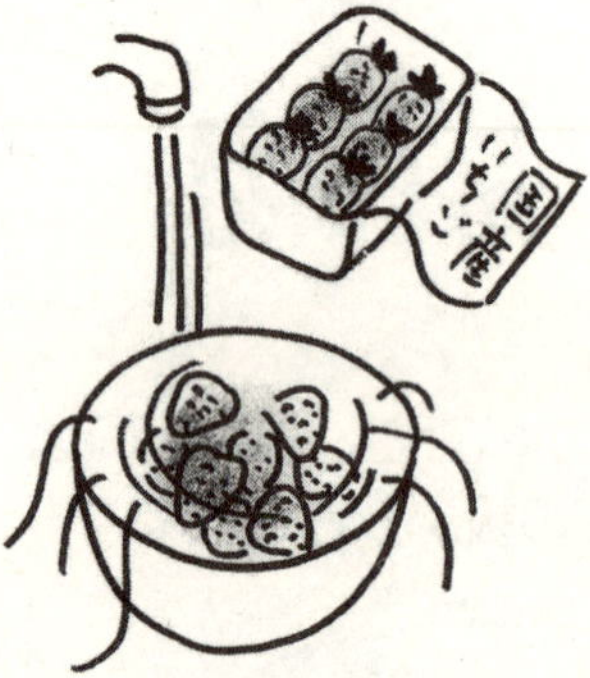

かならず真水で洗う

×

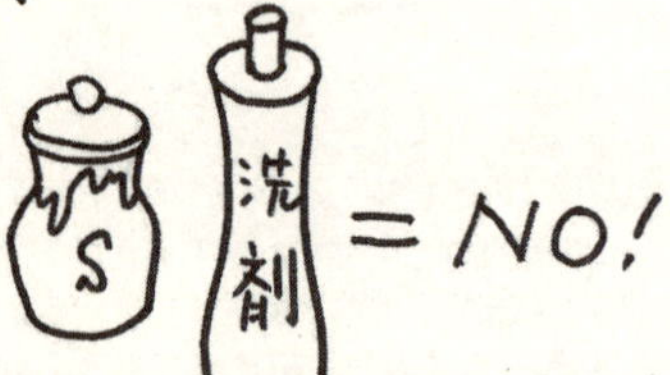

☆塩水で洗うと表面の農薬を果肉に浸透させてしまう危険が。洗剤液で洗うのも×

いちごの旬はもともと春。

でもクリスマスケーキにはかならず載っているし、店頭では冬場にずいぶん見かけますね。これはハウス栽培が主流になり、収穫時期が早くなったため。ハウス内は湿度が高く、病気や害虫がふえやすいので、農薬がたくさん必要です。しかも、でこぼこして表面積が大きいので、残留量もそれだけ多くなる。

日もちもよい「とちおとめ」は12月～3月、九州産で日もちがよく人気の大粒「とよのか」は12月～2月、大粒で日もちよく、甘味、酸味も強い「女峰」は12月中旬～4月末まで、その他の品種に「あまおう」などがあります。

ハウスものでない昔ながらの「露地もの」は4月、5月が旬ですが、特定の地域でしか出回っていません。

国内産は11月～6月、それ以外は輸入ものが多い。輸入もののいちごより国内産が安心。特に一年中あるショートケーキのいちごは要注意。

安全に食べるには、ザルに入れたいちごを流水を流し入れたボールに5分ぐらいつける。そのあと5回ほどふり洗い。農薬によっては7割近く落ちます。

りんご……たとえ洗っても丸かじりを勧めない理由

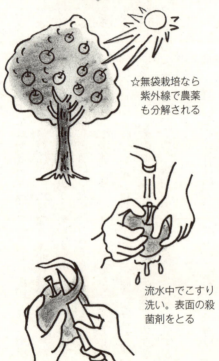

☆無袋栽培なら紫外線で農薬も分解される
流水中でこすり洗い。表面の殺菌剤をとる

皮の下に殺虫剤が残っていてもむけば安心

りんごといえば秋。野菜にくらべると、果物はまだ季節感が生きている。スーパーなどにはほぼ一年中並んでいますが、農薬の不安が少ないのはやはりムリなく育てた旬のもの。主な品種の出盛り期は次のとおり。

ふじに次ぐ人気品種だが日もちはしない「つがる」は9月下旬～11月下旬。果肉がしまってジューシーな「陸奥《むつ》」は10月。一番人気品種で貯蔵性も高く、甘味酸味のバランスのよい「ふじ」は晩秋から翌年初夏まで、その他、紅玉、千秋、王林、スターキング、ジョナゴールドなどがあります。

ところで、りんごは見た目をきれいにするため、袋をかぶせて育てることが多い。「有袋栽培」といいますが、袋が太陽の紫外線をさえぎるため、殺虫剤などの農薬が残留しやすい。農薬は、紫外線によって分解されるからです。

近ごろは袋をかぶせない「無袋栽培」のものも出回っているので、このほうが安心。品種名としては「サンふじ」「無袋ふじ」「無袋ゴール」など。

幸いなことに、収穫後の果物に残っている農薬は、8、9割が果皮やその下層の「クチクラ層」についています。つまり、果肉にまでは浸透していない。

りんごの場合も同じで、皮の問題をクリアすれば、ほぼ安全と思ってよいのです。水道の水を流しながら、スポンジでこすり洗い。これで表皮の殺菌剤が減ります。皮をむくことで、クチクラ層の殺虫剤も落とせるので、皮のままガブッとかじるのはやめたほうが無難です。

ところで、切ったりんごを、よく塩水に漬けますが、この方法もなかなかよい。果肉にまで入る「浸透性」の農薬をもし使っていても、これは水に溶けるため、塩水に漬けるとよく溶けだしてくる。さらに安全性が増すわけです。

Q りんごを買ってきたら、皮の表面がヌルヌル光っていました。これは農薬?

A 農薬だとカン違いして心配する人が多いのですが、ジョナゴールドや千秋という品種によくある、油の膜です。ふじ、王林などには見られません。ジョナゴールドなどが熟してくると、果肉のでんぷんなどが糖に変わる過程で油膜が表面に出て、しっとり、ヌルヌルしてくる。これは、食べ頃になったよ、というサイン。洗えば、心配ありません。

なし……皮さえむけば、まず安心

ここが安心ポイント

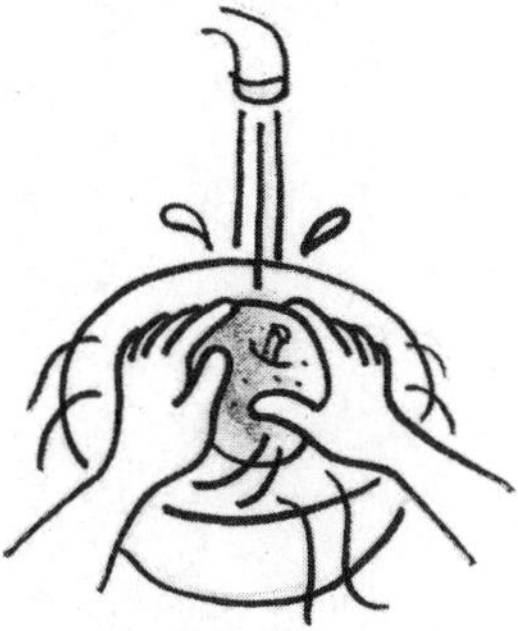

☆流水中で30秒ほど
ゴシゴシこすり洗う

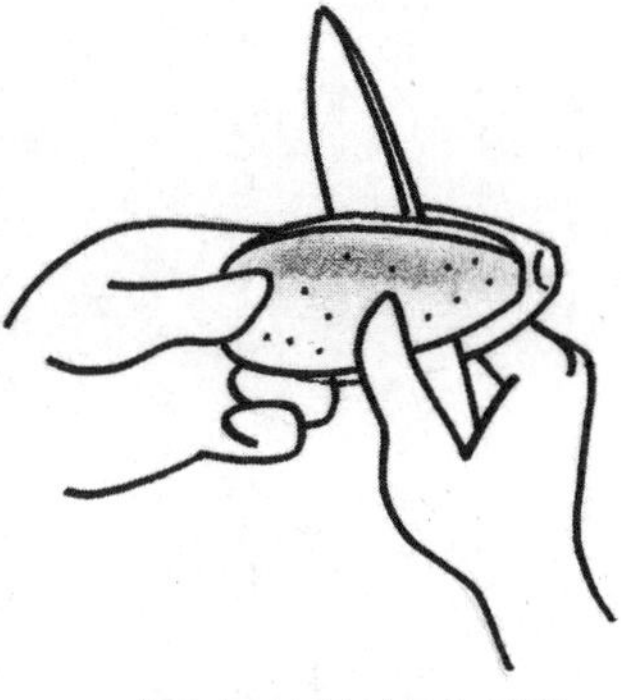

皮をむけば表皮下に残留
する殺虫剤も落ちる

殺虫剤をかなり使う果物です。

旬のものを選ぶのも大事な心がけ。果物にあった気候条件で自然に育てたものは、農薬も少なくてすむからです。

国内産の赤なしではなんといっても、幸水、豊水、新水。最高人気の「幸水」は8月中旬～9月上旬、日もちのよい「豊水」は9月上旬～10月上旬、「新水」は8月、青なしの「二十世紀」は9月、その他の品種の大型の新高は10月～2月。また、最近人気が出てきたバターフルーツといわれている洋なし、ラ・フランスは10月上旬、バートレットは8月下旬～9月上旬です。

食べる前に、流水中で洗います。さっと水をかけるぐらいではダメ。30秒ぐらい手でゴシゴシこする。これで表皮の農薬はかなり減ります。

皮をむけば、殺虫剤の残留している表皮下層の「クチクラ層」も取れます。これでまず安心です。

とくに皮を厚くむく必要はありません。

バナナ……農薬対策は軸から1センチが重要

ここが安心ポイント

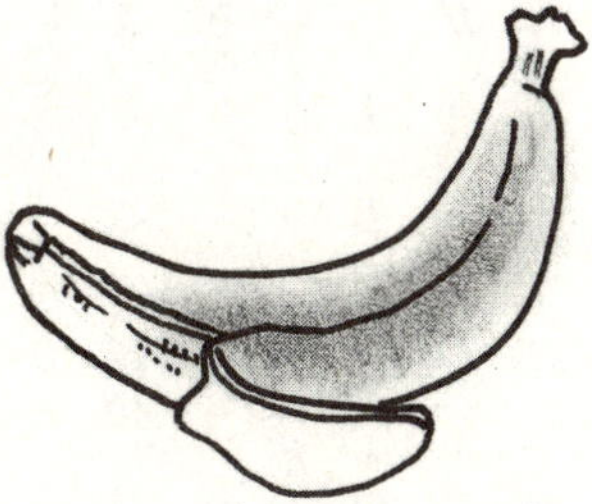

皮をむくだけでなく

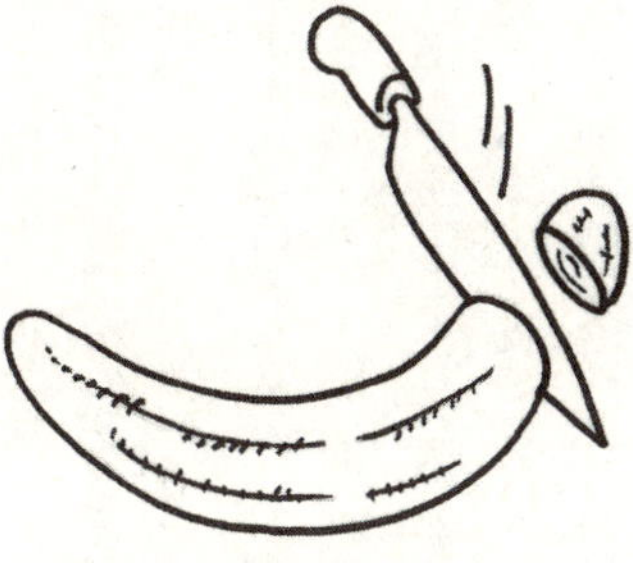

☆農薬がたまっていることが多い
軸から1センチを切り落とす

熱帯植物の代表、バナナ。ココナツやパパイヤと同様、いつでも育つ。一年中出回っていて、旬はありません。

店頭に並ぶバナナのほとんどはフィリピン産。大規模な農場でかなりの農薬を使って育てられ、収穫後には防腐剤や防カビ剤も。軸のところが傷むのを防ぐためです。

大正の頃からすでに輸入が始まり、大正末期にはおなじみ「叩き売り」も登場したバナナ、当時は台湾産がほとんど。今ではフィリピンや南米に押されていますが、台湾産は現在のところ比較的安全です。こぶりなのが特徴。

農薬はほとんど皮の部分に残っています。バナナを皮ごと食べる人はいませんから、その意味では安心。ただし、防カビ剤は軸に近い部分の果肉にも浸透していることがあります。そこで、軸から1センチぐらいを切り取って食べる。

果肉に酸化防止剤（ＢＨＡ）がどれくらい浸透するか調べたら、皮をむいた果肉の1センチくらいまでには反応が見られました。ＢＨＡは農薬ではなく酸化防止剤ではありますが、有害物質がここにたまると推定できます。

みかん……ワックスは焼酎でかんたんに落ちる

ここが安心ポイント

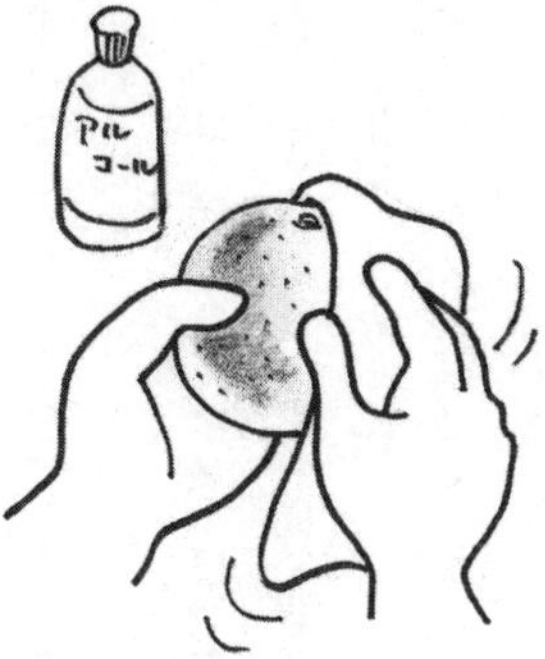

☆ワックスは焼酎などのアルコールで表面をふけばとれる

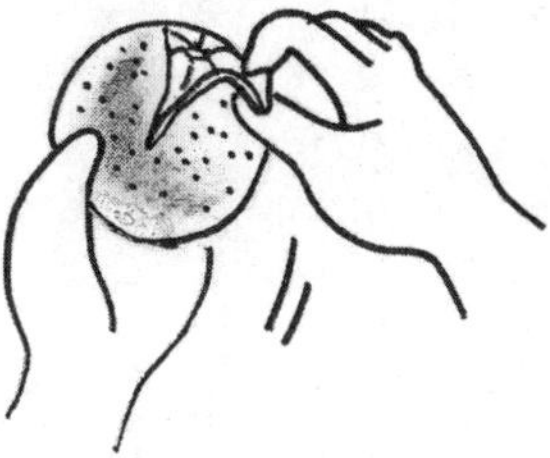

農薬は果肉にまで浸透していないから皮をむけばOK

農薬の不安はやや少ない。

選ぶときのポイントは、まず旬のもの。12月、1月がもっとも安全。ハウスものは8月、9月、2月などを中心に出回っています。

もうひとつは、できるだけノーワックスのものを選ぶこと。表示を見るのが一番ですが、手でさわっても判断できます。キラキラしたものが手についたら、ワックスでお化粧したみかん。

ところで、ワックスを家庭でもかんたんに除けるのを知っていますか？

脱脂綿に焼酎などを含ませ、みかんの表面をふく。ワックスはアルコールによく溶けるので、これだけでかなりとれます。ノーワックスが手に入らないときは、こうして自衛を。

農薬のほうは、ほとんど表皮と「クチクラ層」に残留しているため、皮をむけばOK。みかんの皮は肌によいからと、熱心に肌にこすりつけていた人がいますが、やめたほうがよさそうです。

オレンジ……皮をむく、これだけでOK

ここが安心ポイント

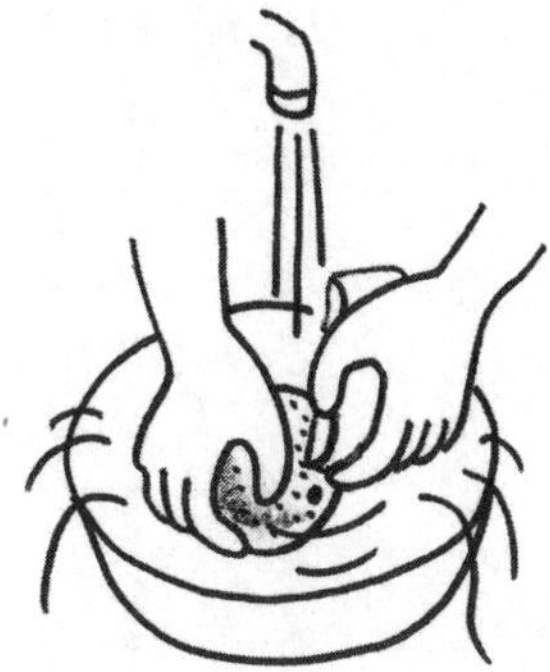

☆流水中でスポンジでこすり流う
皮についた防カビ剤も落ちる

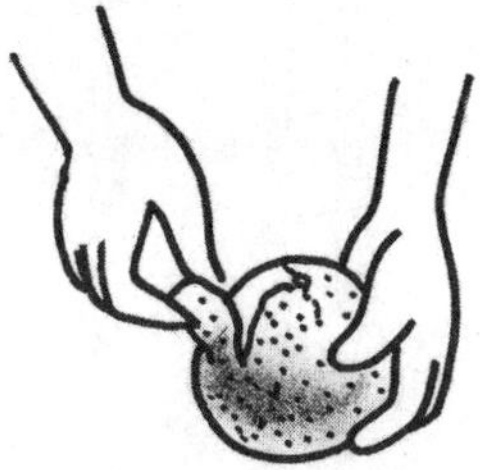

皮をむけばほぼ安心

ほとんどが輸入もの。

輸入ネーブルオレンジの旬は6月〜10月、バレンシアオレンジは11月〜5月、国産ネーブルオレンジは12月〜4月です。

レモン、オレンジ、グレープフルーツといった輸入柑橘類は、防カビ剤の残留が心配。

これは、収穫したあとで品質を保つため、果物に直接ふりかけられるもの。OPP、TBZ、イマザリル、DPなどで、日本では食品添加物として扱われていますが、発がん性の指摘も。

でも、こうした薬剤が残っているのは果皮の部分。果肉にまではほとんど浸透しません。そこで次のような対策を。

買ってきたらそのまま食卓に出さず、流水中でスポンジでこすり洗い。当然のことですが、皮をむいて食べる。

これで不安はほぼ解消します。

房の皮は関係ないので、念のため。

あまなつ

……流水中で30秒間こすり洗い、で大違い

ここが安心ポイント

☆流水中でスポンジで30秒洗えば
殺菌剤、殺虫剤がとれる

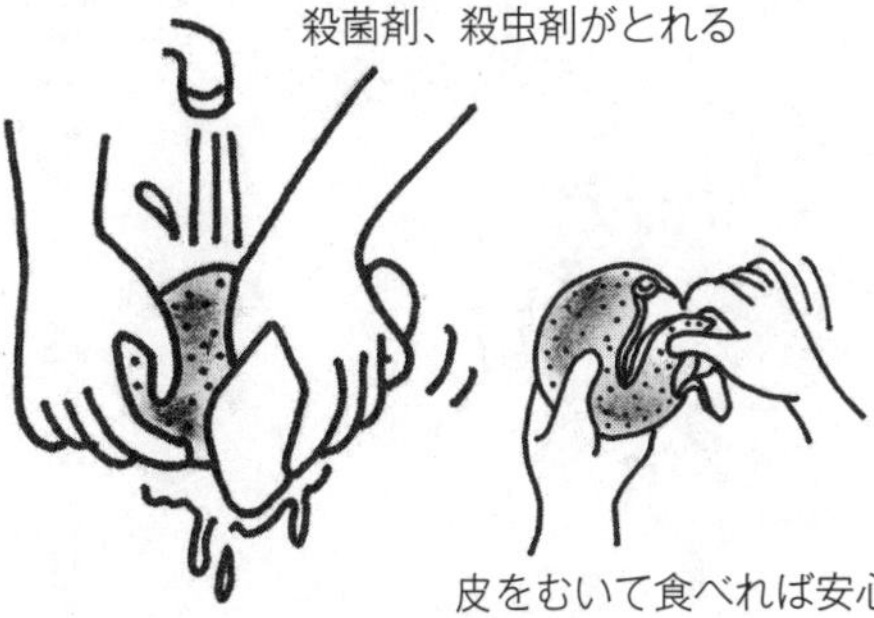

皮をむいて食べれば安心

国産のあまなつ、農薬不安はやや少ない。より安心なものを選ぶには、4月、5月の旬にかぎります。

殺菌剤は水に溶け、果物の表面に付着。殺虫剤は油に溶けるため、表皮細胞から入ってクチクラ層に溶けこみます。

というわけで、あまなつも問題は皮の部分のみ。流水中でスポンジを使って30秒ほどこすり洗いし、皮をむいて食べる。これで表皮の殺菌剤、クチクラ層の殺虫剤ものぞけるのです。

レモン……紅茶に入れるときも、絶対皮はむく

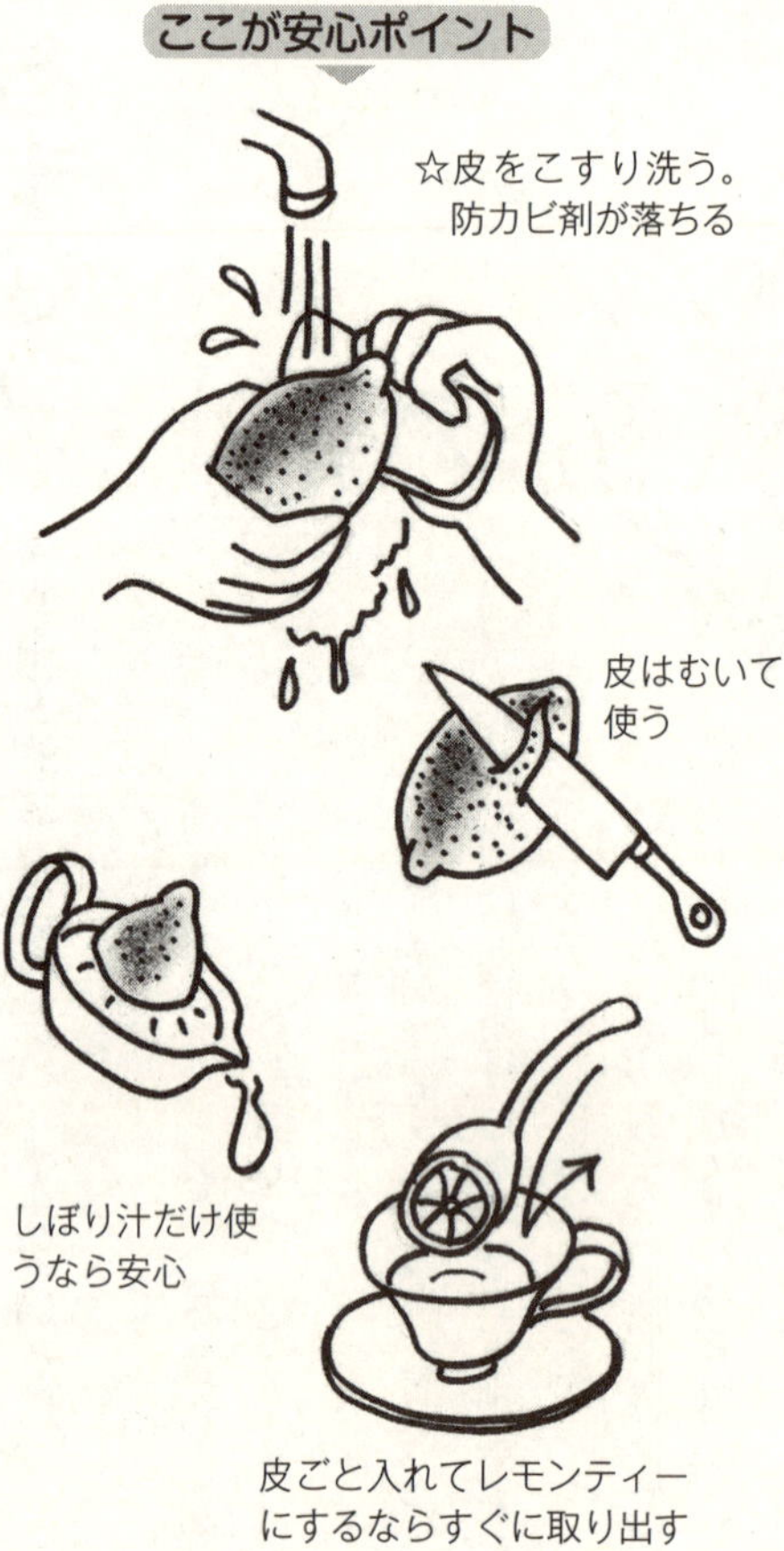
ここが安心ポイント
☆皮をこすり洗う。
防カビ剤が落ちる
皮はむいて
使う
しぼり汁だけ使
うなら安心
皮ごと入れてレモンティー
にするならすぐに取り出す

レモンのほとんどは輸入品だとだれでも知っていると思います。主な産地は、一年中温暖な気候のカリフォルニア。

ところがこの輸入レモン、DP、OPP、TBZ、イマザリルなどの防カビ剤が使われています。とくにOPPは発がん性が心配。

国は小売店に対してOPPの表示をするよう指導していますが、実行が不十分です。ほとんどのものにOPPが残留していると見てまちがいないでしょう。

国内産も出始めたので、安全なものを選ぶとしたら、国内産を。

果皮と果肉の防カビ剤を検査したことがあります。

DPは果皮に42・6ppm、果肉に1・0ppm。果肉に残っていたのは、果皮の40分の1以下。OPPは果皮に5・6ppm、果肉は検出せず。

つまり危ないのはレモンの皮の部分だけといってもよいのです。

そこで自衛策は、ボールに水を流し入れながら、その中でスポンジでこすって薬剤を落とす。できれば表皮をむいて使う。しぼった汁だけを使えばもっと安全。紅茶には、皮をむいてから入れるか、早めにカップから引き上げる。

ぶどう……口のなかでクチャクチャかむのは避けなさい

ここが安心ポイント

☆表面の殺菌剤をよく洗って取り除く

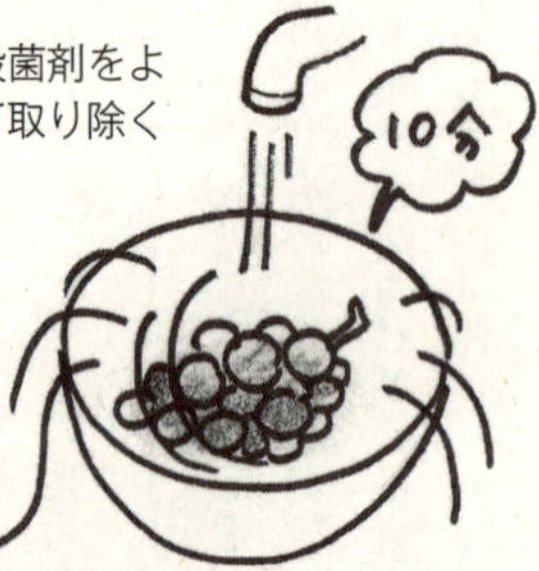

①水を流し入れながら
10分ぐらいつける

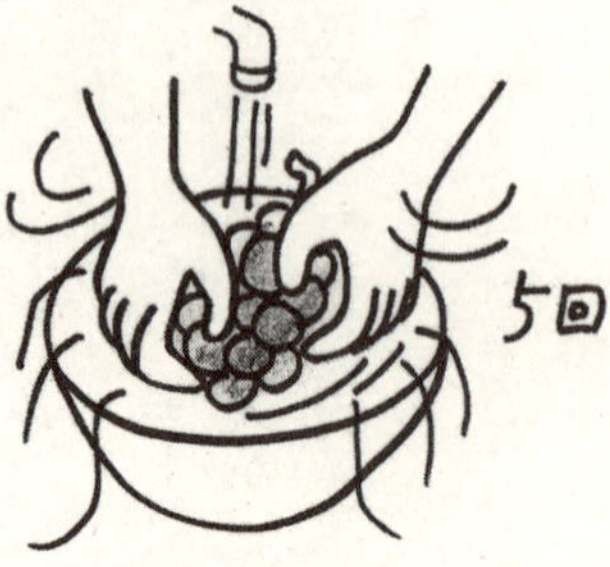

②房のまま5回ほどふり洗い。
表面に白くついているのは農薬ではなく「ブルーム」というロウ物質。多いほど熟していて鮮度もよい

まず国産品種の旬は——。小粒で種なし主流のデラウェアは8月、大粒で人気の巨峰は9月~12月、ハウス巨峰は4月~7月。人気のアレキサンドリアは9月末、露地栽培のできるネオマスカットは9月、これも露地栽培できて、味、香りのよいベリーAは9月中旬、甲州は9月、さわやかな甘さの甲斐路は9月下旬~10月上旬。その他の品種としてキャンベル、ピオーネがあります。

輸入品は冬から春にかけて出回ります。「巨峰」は12月から3月まで。その他の品種は12月から5月頃が中心。

皮ごと食べられるぶどうもありますが、一般的なぶどうの皮を食べる人はいない。だから表皮や表皮下層「クチクラ層」の残留農薬は無視してもよさそうですが、問題は口をつけて食べる事実。そこで、除毒のためにしっかり洗います。

まず、流水を入れながらのため水にぶどうの房を10分ぐらいつけておく。そのあとで5回ぐらいふり洗い。食べるときは、大粒なら皮に口をつけず、手で皮をむきます。小粒の場合、皮ごとかまず、口につけてチュッと吸います。口のなかでかむと、クチクラ層から殺虫剤がにじみ出てくるので危険。

グレープフルーツ……スプーンですくう食べ方が正しい

輸入が2割をしめるという果物市場。グレープフルーツはすべて外国産です。これもオレンジなどと同様、DP、OPP、TBZ、イマザリルなどの防カビ剤が心配です。

ただし、くりかえしになりますが、防カビ剤はほとんど果肉には入りません。よく洗って、スプーンで果肉をすくって食べればまず大丈夫。

輸入グレープフルーツのおいしい時期はフロリダ産の12月～4月です。

ここが安心ポイント

☆防カビ剤は果肉には入らないので、スプーンですくって食べれば大丈夫

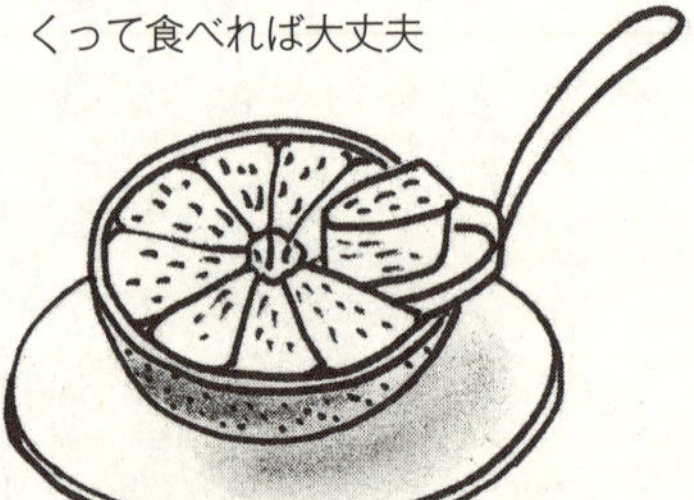

さくらんぼ……洗いにくくても流水中でふり洗うだけでいい

ここが安心ポイント

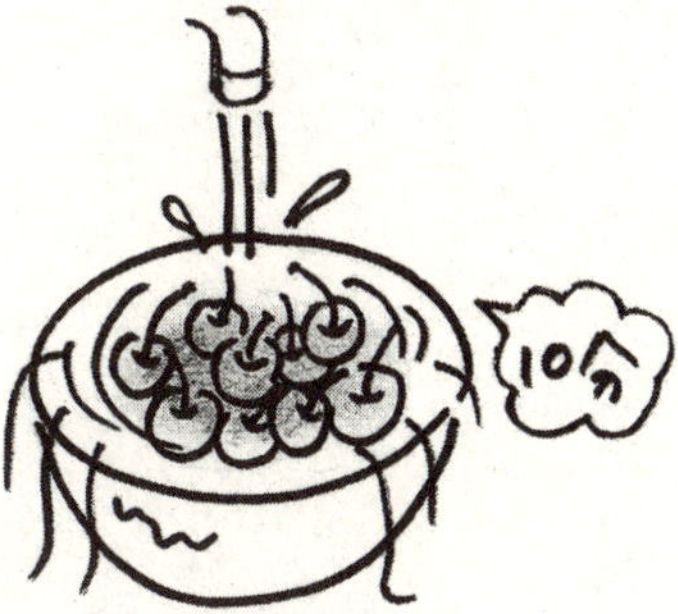

①流水をためながら、
10 分ほどつけた後

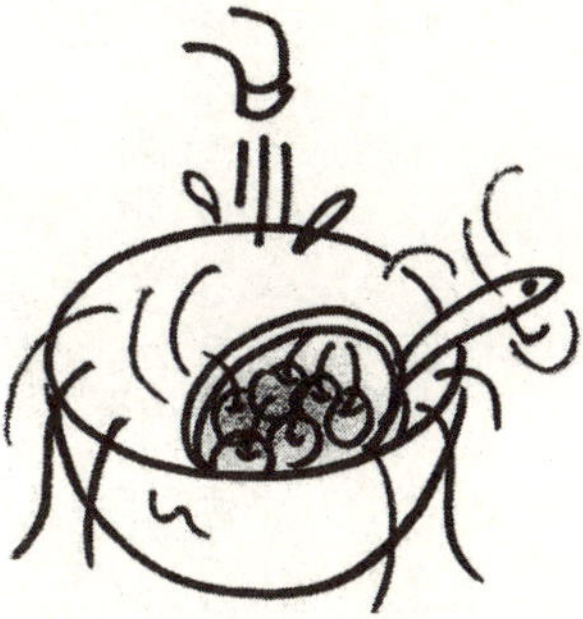

②ザルに入れて５回ほど
ふり洗う

国内産のものも農薬の不安はありますが、問題は輸入もののチェリーです。輸入果物には、収穫後に殺虫剤、殺菌剤、除草剤などの農薬がかけられるのが一般的。いわゆる「ポストハーベスト」です。

収穫前に使われた農薬は、ある程度蒸発したり分解されたりしますが、ポストハーベストの農薬はほとんど減っていかない。さらに日本でのチェック体制も不充分です。

皮をむいて食べる果物なら、不安も薄らぎますが、丸ごと食べるさくらんぼ。ぜひ国内産を選びたいもの。

国産の旬は6月~7月。

輸入ものは5月~7月で、時期が重なっていますが、産地表示があるものが多いため、よく注意することです。

食べるときは、流水を入れながらのため水に10分ぐらいつけます。それからふり洗いを5回ほど。

とくに輸入ものはよく洗ってください。

メロン……皮ギリギリまでよくばって食べなければ心配なし

果物の中でメロンはかなり安全。とはいっても、出盛り期以外のものは、なにかとムリして育てるため、農薬が多くなる。旬のものを選んでください。プリンスメロンは5月、6月。アンデスメロンも同じく5月、6月。アムスメロンは6月、7月。

安心な食べ方は、皮を残して食べること。農薬は果肉にまでは入りこんでいないからです。皮に近いところをわざわざ厚く残すことはありません。

ここが安心ポイント

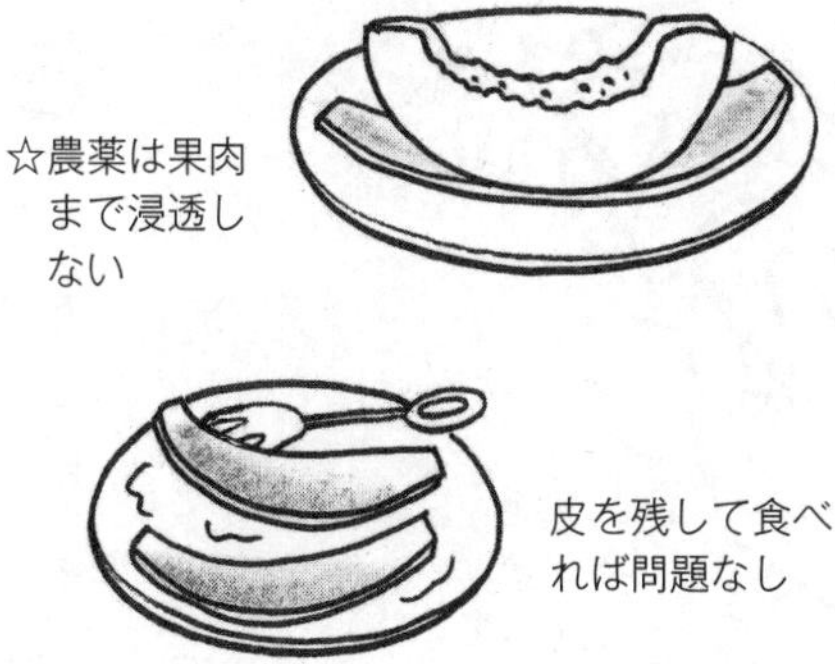
☆農薬は果肉まで浸透しない
皮を残して食べれば問題なし

2 果物

もも……皮をむく前にそっとなでながら洗うのが手

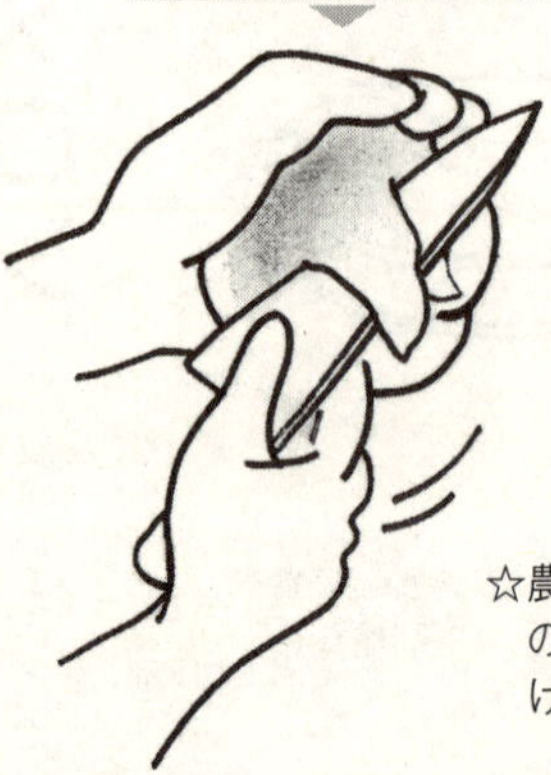

☆農薬は皮に残るので皮をむくだけで安心

農薬の不安はやや少ない。

旬のものを選べばいっそう安心です。7月、8月が旬。

殺菌剤、殺虫剤などの農薬は、ほとんどが果皮と果皮下層の「クチクラ層」に残留しています。

表面をそっとなでて洗うこと。

あとは皮をむいて食べるので、果皮の殺菌剤もクチクラ層の殺虫剤もともになくなります。

これでほぼＯＫ。

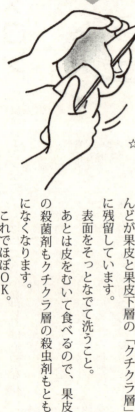

3

魚・貝

養殖魚の問題も、「おろし方、火の通し方」で解決する

サバは生で食べるなら
一度凍らせる、
煮汁を取り換える…

工場などから流出した水銀や現在使われていなくても海に残留している有機塩素系農薬（ＢＨＣ、ＤＤＴ、ディルドリン)、ＰＣＢ、有機スズ化合物などが魚を汚染している不安があります。汚染をうけやすい沿岸魚や養殖魚に注意するのはもちろんのことですが、そのような魚たちでも、洗い方、焼き方などの知恵で安心して食べられるのです。

安全な魚の見方……内湾魚か回遊魚か養殖魚か

近ごろの若い人は――に続くセリフのよくある例。

サンマとアジの区別もわからない。

魚のおろし方も知らない。

たしかに、食卓はかつての魚中心から肉中心に移ってきました。それでもやはり、魚料理は和食には欠かせないメニュー。

しかも、種類によって安心度が違い、下ごしらえによってもぐんと差が出る。

知っていればいるほど有利、というわけです。


もっとも安心な順から並べてみます。


第1位、回遊魚。

群れをつくって季節ごとに移動する魚です。そう、カツオ、サバ、イワシ、スケソウダラ、サケ、マス、アジ、サンマなどがあります。一ヶ所にとどまっていないため、ほぼ汚染の心配がない。大いに食べて大丈夫。

安くてしかも安心なサンマやイワシ、旬のものはとてもおいしい。

そんなことをいっても、海全体が汚染されていたらアウトでは、と心配する人もいるかも。下ごしらえや調理の気配りで解決です。

第2位、内湾魚。

読んで字のごとく湾内や沿岸でとれる魚。アナゴ、カレイ、コノシロ、ボラ、スズキ、メバル、キス、サヨリ、イシダイなど。

工場廃水や農薬などによる汚染が心配されていますが、下ごしらえなどに気を使えば、ふつうに食べてよい。

第3位、養殖魚。

海で養殖されるのはハマチ（ブリ）、マダイ、ヒラメ、クルマエビなど。

内陸での養殖はウナギ、コイ、アユ、フナ、ニジマスなど。

問題なのはこの養殖魚です。

ウナギはほとんどが養殖（中国産が増えた）、ブリやマダイは多くが養殖。最近はマスやアジまで養殖ものが出始め、日本の漁業は「捕る漁業」から「つくり育てる漁業」へと変わってきました。

狭い生けすの中で大量の魚を飼うため、魚の病気発生を防ぐ抗生物質が使われたり、漁網に使われる有機スズ化合物なども心配されています。

もちろん、お店に並んでいる養殖魚のすべてに、こうした薬剤が残留しているわけではありませんが……。

もともと、タイやヒラメ、ウナギは高級品。ふつう毎日のようには食べません。これが好物で……という人は、なるべく食べる回数を減らすこと、下ごしらえ、調理、そして食べ方に気をつけること。

たとえば、ハマチの刺身はしょうゆではなく二杯酢でいただく。

タイやヒラメなどを蒸すと、汚染物質があっても蒸し汁にかなりにじみ出てくれる。だから汁は食べずに捨てる。
これだけで、けっこう違います。

養殖魚は、脂肪の多いのが特徴。

なにしろ運動不足で栄養はたっぷりもらえるので、太るのも当たり前。ブリの腹など、たっぷり脂がのっているのがおいしい、という人もいますが、体重が気になる向きは要注意です。

一般に、養殖魚の脂肪の量は天然ものの2、3倍とか。

アジも養殖ものは丸々太っています。でも、天然ものにまじって売られている養殖アジをきちんと見分けるのは、魚屋さんでもむずかしい。

そこで、どちらにせよ、下ごしらえをしっかりやっておく。気にして悩むより、できることをやってより安全に、というわけです。

3 魚・貝

切って安全にする……頭とワタは必ず落とす重大箇所

ここが安心ポイント

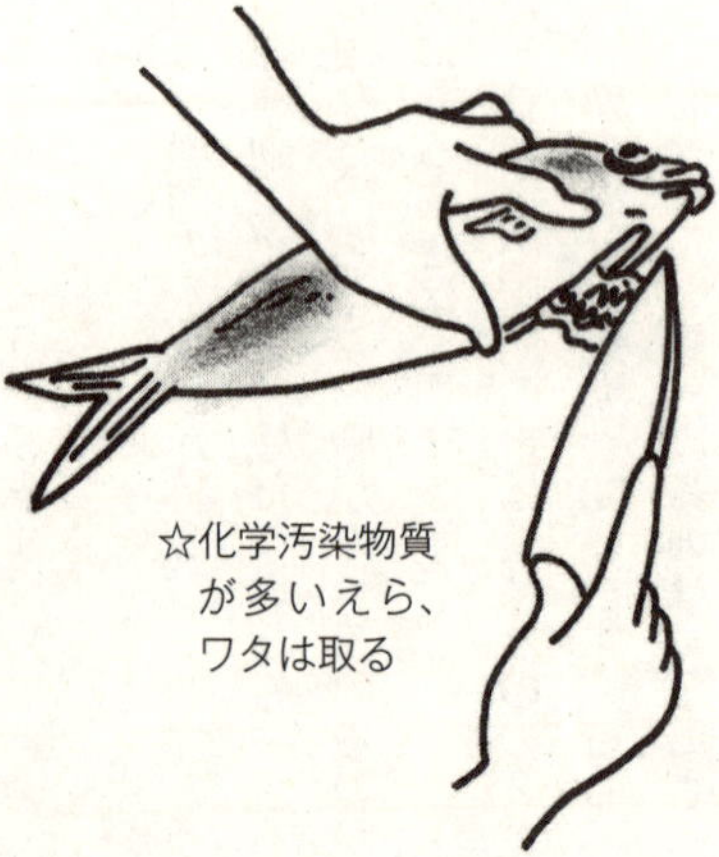

☆化学汚染物質
が多いえら、
ワタは取る

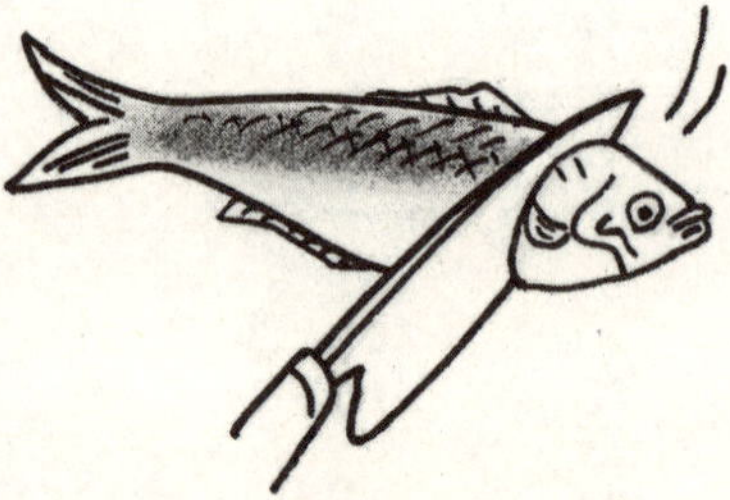

有機水銀は頭にたまる
ので切り落とす

一尾の魚をおろす。

二枚におろす、三枚におろす、筒切りにする、いろいろあります。ウロコを取ったりワタを抜いたり、調理人の手さばきが問われるところ。そのへんのテクニックは、料理の本にゆずります。

ポイントは、危険のある場所をなくすことです。その場所とは、ウロコ、えら、ワタ、頭。

昔ながらの、しっかりした下ごしらえが基本。

タイなどは、まず固いウロコを取るのが手順。ウロコ引きや包丁の背で、尾から頭にむかってこそげ取る。当然誰でもやっていることですが、ウロコとともに表面の環境汚染物質などを落とす効果は大。

カレイなどのぬるっとしたウロコも、包丁の背で取ります。

アジ、**イワシ**なども、こうした手順をふむのが安心。

えら、ワタは必ず取ります。

えらを取り出し、腹に切れ目を入れてワタを取る。

盛りつけたとき裏になる側に切れ目を入れたり、筒切りした切り口からワタを取ったり、口から箸を入れてえらとワタを抜き取るプロはだしの「つぼ抜き」法も。

エビも、竹ぐしなどで背ワタ（背中側の殻の下に走っている黒い腸管）を抜きます。

ところで、**サンマ**のきもがなにより好き、という人もいます。たしかに苦みがまた独特の風味ではある。でも安全を考えるなら、食べないほうがよい。もしも魚に有害な成分が残留しているとしたら、身の部分よりも内臓のほうに集まるからです。


ワタと同様、頭も要注意の場所。

頭も落とす。胸びれをつけて、たすきに切り落とします。

薬剤、とくに有機水銀などが残留している場合、神経組織にたまるからです。

では、「**タイの頭のうしお汁**」は危険なのか？

そんなことばかりいっていたら、好きなものも食べられなくなってしまう。たまのものだし、より安全に調理することを考えてみましょう。

タイの頭をおろし、塩をふってザルにのせ、30分おく。これが安全のための第1のポイント。

たっぷりのお湯で1分ゆで、すぐ冷水に取り、ウロコなどを洗う。この下ゆでと水洗いが第2のポイント。

鍋に水、昆布、タイの頭を入れて強火にかけ、煮立ったら火を弱めて、ていねいにアクを取る。アク取りが第3のポイント。

ふたをしないで、15〜20分煮る。

昆布を取り出し、塩、酒、しょうゆで味つけ。

これでまずＯＫ。

手間を惜しまずに下ごしらえなどをしっかりやれば、ひょっとして魚に有害なものが入っていたとしても、除毒のチャンスは十分あるわけです。

洗って安全にする……腹の中まで洗うのがポイント

ここが安心ポイント

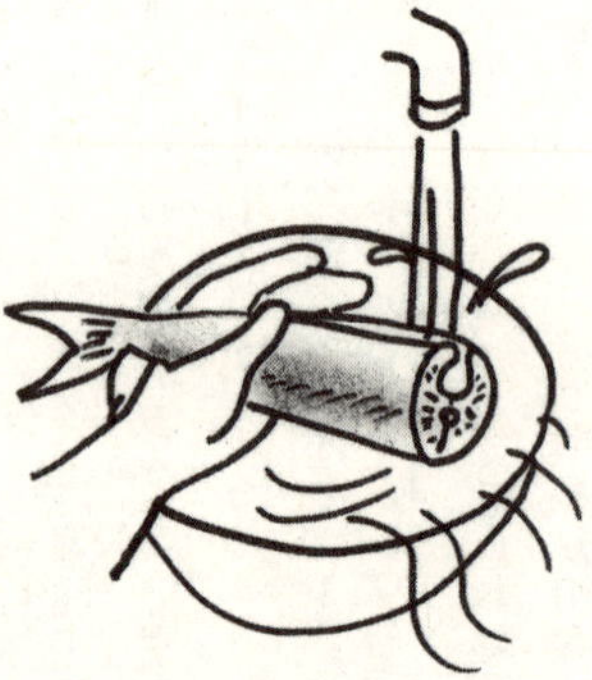

ぬめり、血を落として
腹の中をきれいに洗う

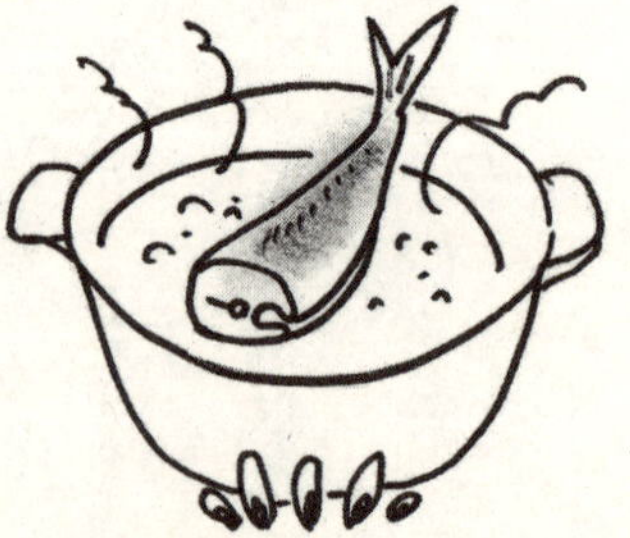

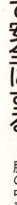

☆熱湯をくぐらせることで、
生臭さだけでなく化学汚
染物質も除く

日本料理の調理法は、ちょっと面倒なものが多い。

洋風のムニエルなら塩コショウして、牛乳に漬けて、小麦粉をふって焼く。シンプルです。

それに比べて、照り焼き、煮つけ、竜田揚げ、蒸しもの、酢のもの、昆布じめ、あえもの……きちんとやろうと思うとそれなりに手間がかかる。

けれどこうした手間、昔からの知恵の集積だけあって、魚の汚染を心配する人が増えた今は、「除毒法」としても評価できるのです。

さて、魚をおろしたあとは、洗い方。

ぬめり、血を落とし、腹の中をきれいに洗い上げる。血は有害物質を運ぶ働きもするので血抜きすると安心度もアップ。

魚の身を傷めないためには、塩水で洗うのがベター。

大きい魚は流水中で洗う。

なお、切り身の魚もペーパータオルなどでふくだけでなく、サッと水洗いすれば安心です。

下ごしらえで安全にする……塩や酢が有害物質を引き出す

和食の定番調味料は、安全メニューの強い味方。

塩…ふったり、しめたり、塩でゆでたり…。浸透圧で水分が引き出されると、生臭さと同時に汚染物質も減らせる。

酢…酢を使うのも余分な水分を引き出し、臭みと有害物質が取れる。漬ける、酢洗い、酢じめなどは安全メニュー。

しょうゆは割りじょうゆのほうが汚染物質を引き出す効果大。みそや酒粕は7章を参考にしてください。

ここが安心ポイント

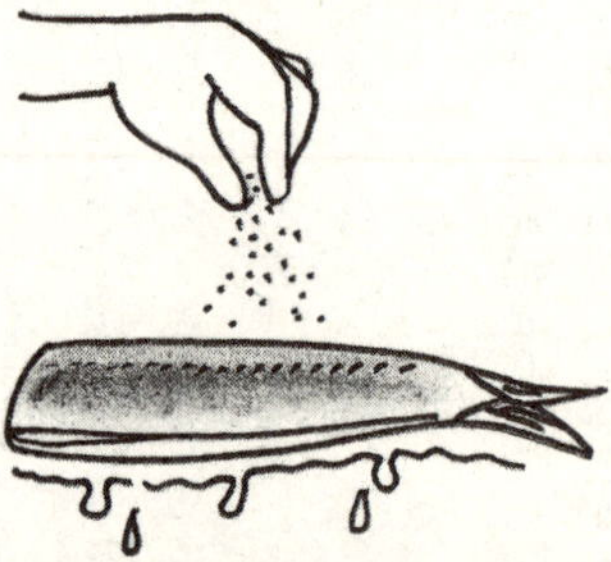

☆塩で水分とともに
汚染物質も出る

焼いて安全にする

……昔の知恵がここで生きる「強火の遠火」

ここが安心ポイント

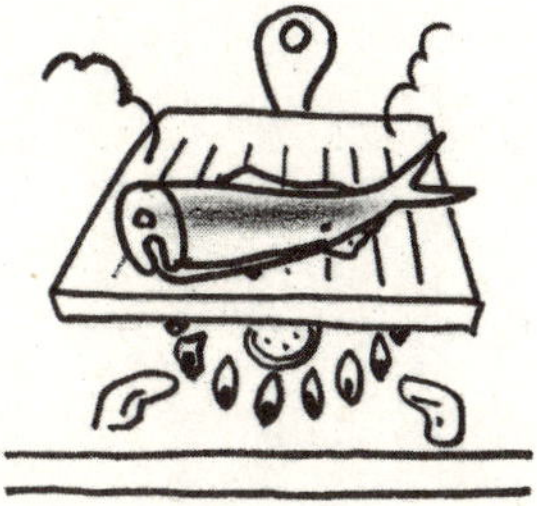

☆ちょっと心配なコゲをつくらないためにも、強火の遠火がよい

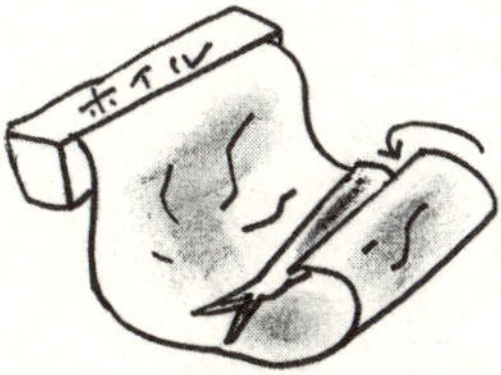

アルミホイルで包み焼きにするのもよい方法

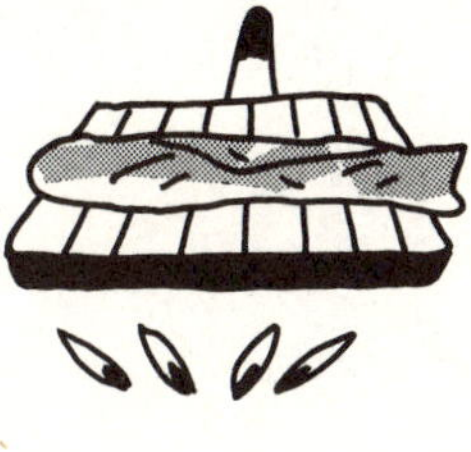

アユの塩焼き。**サンマ**の塩焼き。**アジ**の塩焼き。

聞いただけで、よだれがでてくる人もいそう。

当然、きもは抜き、洗ってから焼きます。

ところで、魚を焼いたときのコゲに発がん性があるらしい、と心配している人もいるかもしれません。

たんぱく質がこげたときにできる「トリプ—P_1」のことです。

でも、これは焼き方によって十分危険が防げます。

ポイントは「強火の遠火」で焼くこと。

弱火でじりじりと長く焼いていると、魚の水分がとぶ。表面の温度もそれだけ上昇する。するとトリプ—P_1ができやすい。

ガス台のグリルで焼くときは、もっとも強火にし、グリルの台で火の遠さを調節できるときはなるべく遠く。

それでも不安、という人は、アルミホイルで包んで焼く。

これなら水分は逃げない。トリプ—P_1ができにくいのです。

「照り焼き」や「漬け焼き」は、安心度の高いメニューのひとつ。

ブリ、**カツオ**、**タチウオ**、**カジキマグロ**、**サワラ**、**サバ**などが向いています。

作り方は次の通り。

しょうゆに酒、みりんなどを加えて漬け汁を作る。

切り身を10～30分ぐらい漬けて、味をしみ込ませる。これがポイント。

万一、薬剤などが残留している場合でも、漬け汁に溶けだします。

このまま焼くのが「漬け焼き」。

焼いてほぼ火を通したあと、焼きながら漬け汁を2、3回かけて照りを出すのが「照り焼き」。

養殖のブリなども、こうして漬け汁に漬け込めばかなり安心。漬け汁を分けて、二度漬けすればさらによい。

「みそ漬け焼き」「粕《かす》漬け焼き」。

みそに酒を加えて練る。この練りみそ床に魚を2時間ぐらい漬けて焼く。

3 魚・貝

みそも酒粕も魚の汚染物質をよく引き出すので、除毒のためには効果的。その代わり、魚についたみそや酒粕はよく落として焼く。床のみそや酒粕はもったいないようでも捨てること。
漬けたものをスーパーなどでも売っていますが、自宅で漬けるなら魚をガーゼでおおって漬けると便利。みそなどを落とす手間なく、すぐに焼けます。

魚・汚染物質の落とし方

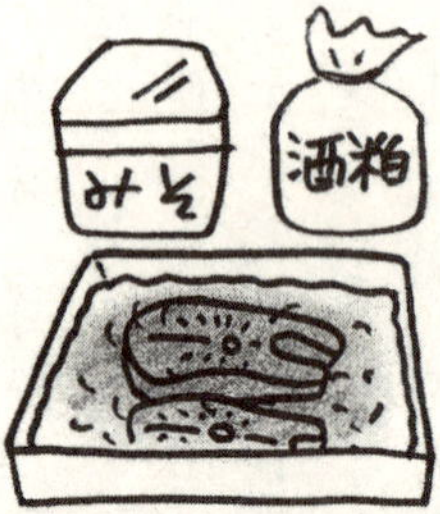

☆みそや酒粕で化学汚染物質を引き出す

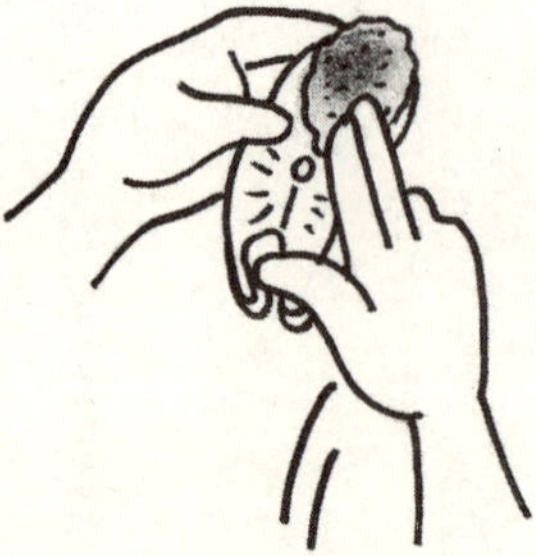

漬けたら焼く前によく落とす

煮て安全にする……煮汁で5分下漬けが不可欠

カレイやヒラメ、キンメダイ、アジの煮つけ。

そのまま鍋に入れて煮汁で煮てしまう人も多いようです。でも、より安全にするには下漬けを。

たとえば**子持ちカレイ**を煮る場合。しょうゆ、酒、みりん、砂糖で汁を作る。

汁の一部を取り、水で倍に薄め、カレイの切り身を漬けて5分おく。汁のなかに汚染物質が溶けだします。

ここが安心ポイント

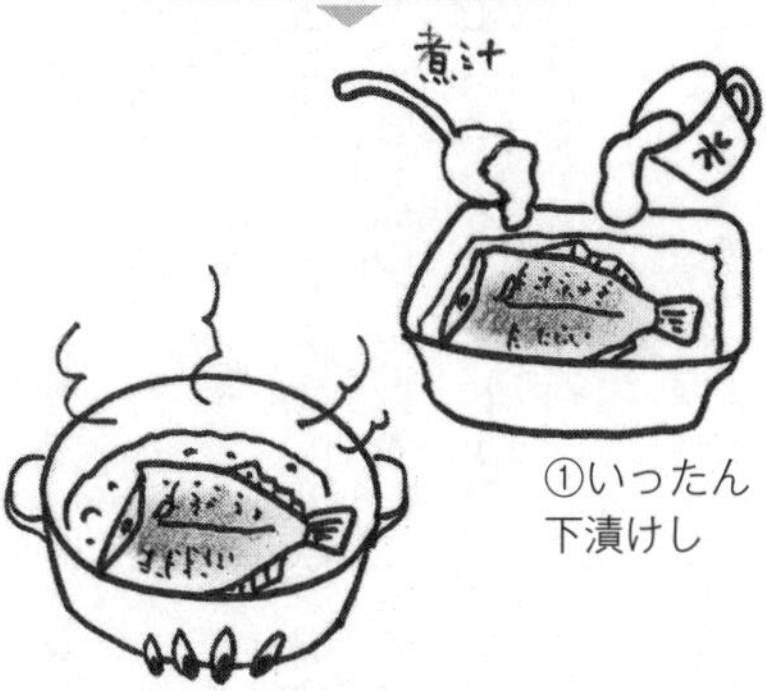

①いったん下漬けし

②取り出して残りの汁で煮る

取り出して汁気を切る。

残りの汁を鍋に煮立て、切り身を入れる。

20分ぐらい煮る。ときどき汁をすくってかけると、味が均等につく。

ヒラメやタイのような養殖魚を煮るなら、この下漬けが不可欠といってよい。

方法は同じ。回遊魚や内湾魚の場合でも、下漬けしておけば安心です。

ところで魚の煮つけを皿に盛るとき、煮汁をたっぷりかける人が多いですが、
感心しません。ここにも薬剤などが溶け出ている可能性がある。できれば汁は食べないこと。


「**サバのみそ煮**」の場合、生臭みやくせをとるため、よくしょうがを入れます。

それに加え、煮る前に熱湯をかけるのがおすすめ。

筒切りしたサバにたっぷりの熱湯をかけ、くせをとると同時に、薬剤などがあればお湯で洗い落としてしまう。

あとはふつうに煮ます。

魚・汚染物質の落とし方

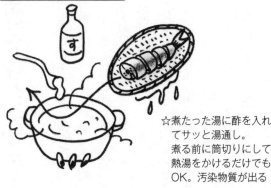

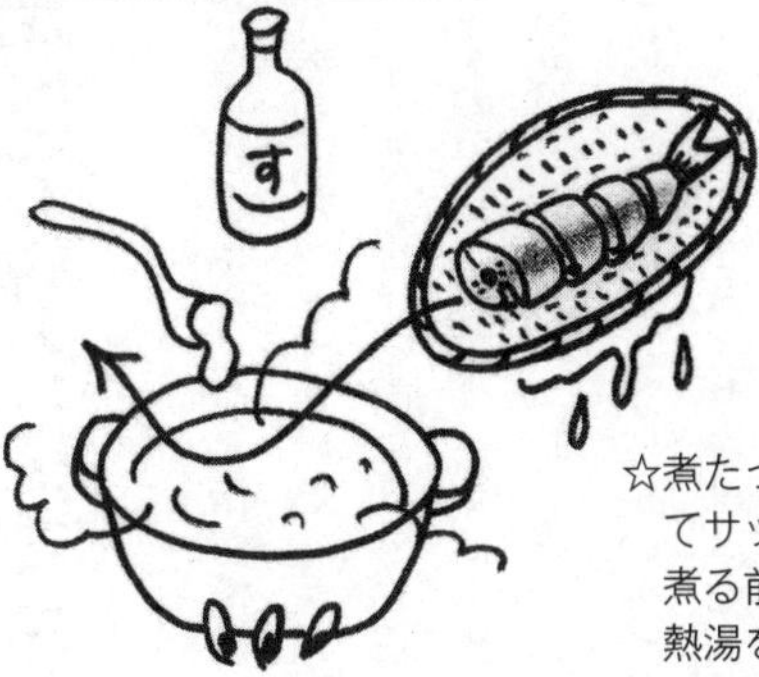

☆煮たった湯に酢を入れてサッと湯通し。
煮る前に筒切りにして熱湯をかけるだけでもOK。汚染物質が出る

イワシを煮るときも、同じように除毒ができます。

煮立たせたお湯に酢を加え、筒切りにしたイワシをサッとゆでる。

そのあと、煮汁にしょうがや梅を加えて「しぐれ煮」にしたり、ごぼうや赤唐辛子といっしょに煮たり。

「**タラチリ**」の場合。

チリ鍋に入れる前に、アク抜きのため湯通しします。

この湯通しが除毒にもなるので、ぜひ省略せずに。

揚げて安全にする……揚げる前に5分だけ、下味をつける

魚を揚げて漬けこむ「南蛮漬け」。

片栗粉でカラリと揚げる「竜田揚げ」。

どちらも、揚げる前に5分ぐらい下味をつける。漬け汁によけいなものが溶けだすので安心です。とくに南蛮漬けは、揚げたあとさらに漬けこむため二重に除毒ができるメニュー。

漬けこみ時間がとくに長い「**イサキの香り揚げ**」。

三枚におろしたイサキは3センチ幅に切り、しょうゆと酒、ねぎのぶつ切りをあわせた中に1時間漬けこむ。

汁をよくふき取り、3分ぐらい揚げる。

砂糖、しょうゆ、酒、ごま油、さんしょう粒、八角を一煮立ちさせる。

ここに揚げたての魚を漬け、5分おいて取り出す。漬け汁は捨てる。

生で安全に食べる

……酢で洗うか冷凍する、ここで変わる

ここが安心ポイント

酢洗いで、脂肪や
化学汚染物質をとる

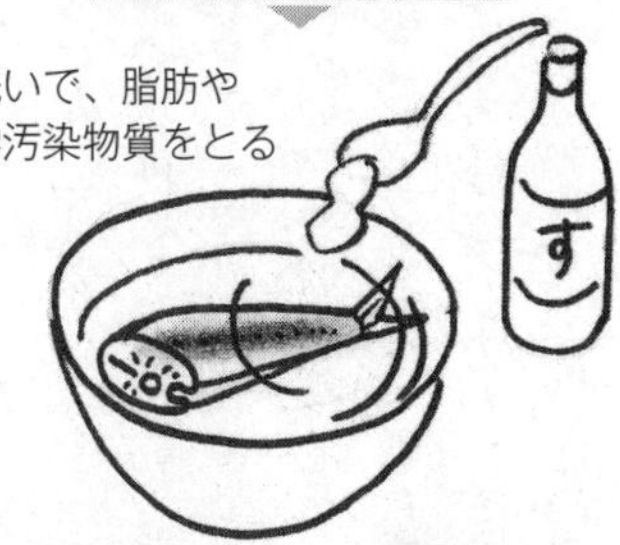

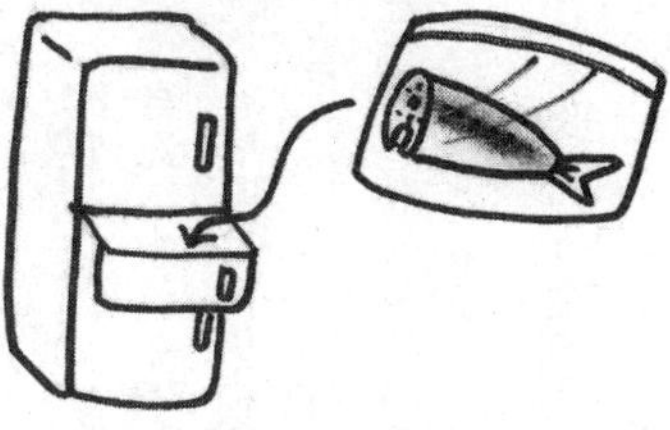

☆心配なアニサキス（寄生虫）も冷凍庫
に 24 時間以上入れれば大丈夫

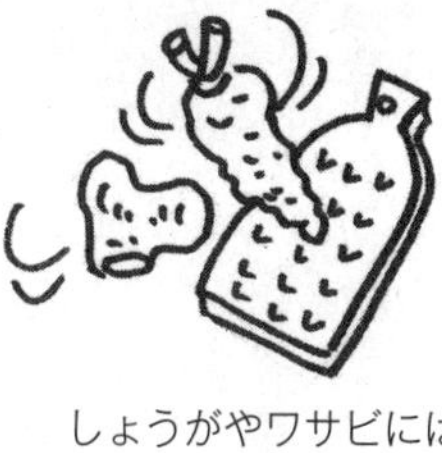

しょうがやワサビには
除毒効果がある

魚を生で食べる日本人は、下ごしらえに、除毒の知恵が生きています。

たとえば、すしだねやあえものにするときの「酢じめ」。

魚にたっぷり塩をふり、3、4時間おく。

軽く水洗いしたら、乾いたふきんで水気を取り、酢にひたす。

よぶんな脂肪と生臭さを取ると同時に汚染物質を引きだす効果も。

「酢洗い」も同じ。酢をそのままか、あるいは水やだしで薄めて、その中で魚を洗う。**アジ、イワシのたたき**や、酢のものの下ごしらえなどに使います。

たとえば「**アジのたたき**」。

三枚におろし、小骨をぬき、頭のつけ根のところから薄皮を引きはがす。

酢とだし汁を合わせた中で洗い、細切りにする。

アサツキの小口切り、しょうが、ニンニクを合わせ、アジに混ぜる。

同じように、**アユの刺身**も切ったあと、酢、酒、塩少量を合わせた中で洗う。

「熱湯をかける」。主に生臭さを取るためですが、除毒にも効果的。

たとえば、**コイ**などの「**川魚の刺身**」。

薄造りにして、熱湯をかけて縮らせ、冷水で身をしめる。

タイ、スズキ、ヒラメの「皮霜造り」。

三枚におろして、皮を上にしてザルにのせる。ザルを斜めにし、皮の部分に上から熱湯をサッとかけ、皮が縮れたら、すぐ冷水にとって冷ます。

最後に食べ方の工夫を。

サバやアジにごくたまにいる、寄生虫の「アニサキス」。激しい腹痛を引き起こします。加熱調理で死にますが、生ではそうもいかない。酢でも死なない。

そこで、家で作った場合でも、買ってきた場合でも、まず一昼夜冷凍庫に入れてから、解凍して食べる。マイナス20度以下に24時間おくと、アニサキスがいても、死ぬか、かなり弱ります。さらに、たっぷりのおろししょうがやワサビといっしょに食べるのも、アニサキスを弱らせる効果があるのです。

一方、**養殖の「ハマチの刺身」**。こちらには抗生物質などを引き出す酢が有効。しょうゆではなく、二杯酢につけて食べる。

貝を安全に食べる……砂抜きを必ずやる人は大正解

ここが安心ポイント

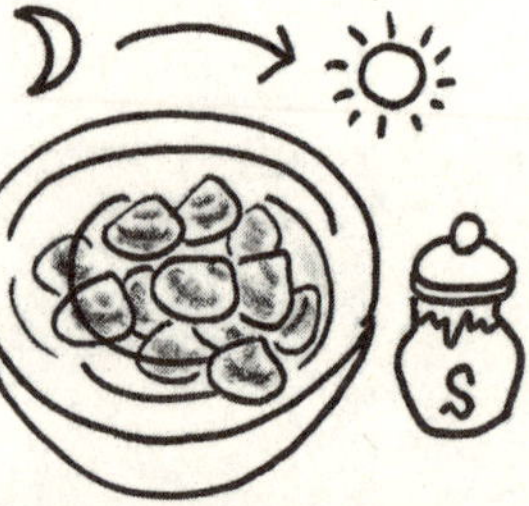

☆アサリは塩水に一晩
つけると砂とともに
汚染物質も取れる

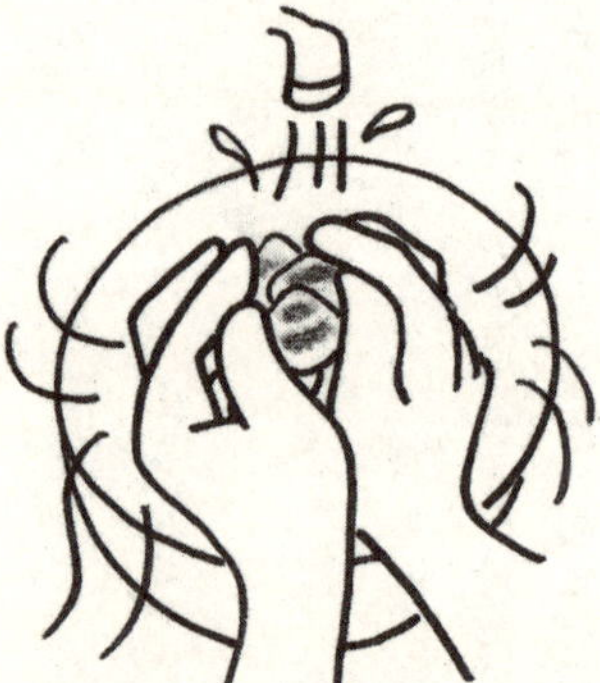

殻には汚染物質がついている
こともあるので、こすり洗う

泳ぎ回る魚と違い、貝は一ヶ所に落ち着いているもの。周囲が汚染されていれば、それだけ影響をこうむりやすい。産地をこの目で確かめないかぎり、安全なものだけ選ぶのは難しいので、下ごしらえでの除毒が大切です。

アサリやシジミの場合、当然ながら「砂抜き」をします。

これは砂や土を吐かせるだけでなく、汚染物質があれば砂といっしょに出てくるため、きちんとやることです。アサリは塩水に、シジミは真水に一晩おく。「砂抜き」と書いて売っているものも多いですが、買ってきたらやはり30分ぐらいは砂抜きを。けっこう砂が出る場合もあります。

砂抜きしたあと、そのまま汁に放りこんでは失格。

貝の殻は意外に汚れているものです。よけいなものが付着していることも。そこで、水道の水をジャージャー流しながら、その下で貝を手に取り、こすり合わせて洗います。二、三度やれば理想的。

汁を作ったら鍋の底がジャリジャリしていた、なんてこともなくなります。

アサリなど、むき身の貝は「ふり洗い」します。ザルに入れ、塩少々をふって、ボールの中でふり洗い。ぬめりを流水の下で洗う。

アオヤギなどを刺身にする場合は、ザルに入れて熱湯に通し、すぐに冷水につけて冷まして、水気を切る。

カキは塩水で洗う人が多いですが、「大根おろし洗い」も効果的。たっぷりの大根おろしの中でかきまぜる。大根おろしが、汚れをはじめよぶんなものを吸い取ってくれます。次にカキをザルにとり、ボールの中に水を流し入れながら2、3回ふり洗いします。汚れた大根おろしを水で取りのぞくわけです。

貝料理の中でも、もっとも安心なのは「酢のもの」。

酢は、汚染物質などを引き出す力が強いためです。

下ごしらえの段階でも、「酢洗い」をします。

酢を水で倍に薄めた酢水の中で貝を洗う。

酢のものを作ったら、残った酢は飲まないことです。

貝・汚染物質の落とし方

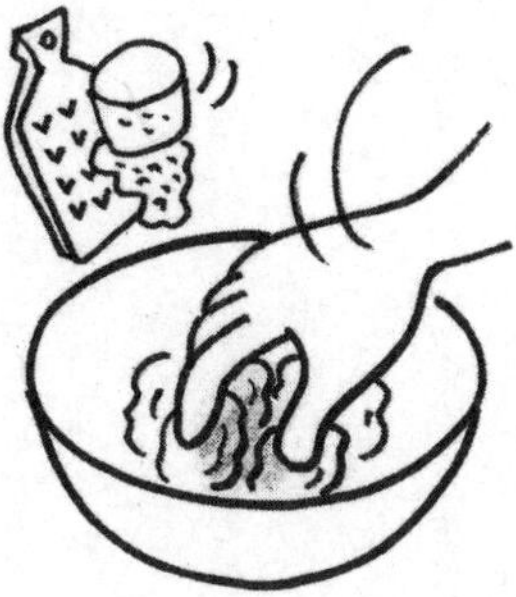

汚染物質を出すには大根おろしの中でかきまぜる。とくにカキ

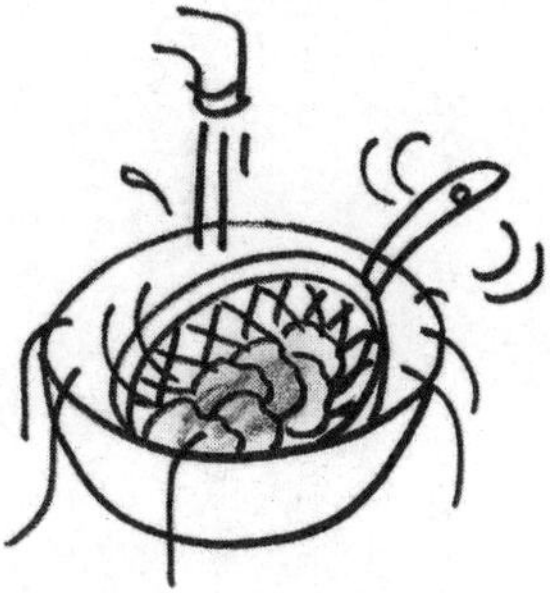

ザルに移し、2～3回水をかえて、ふり洗い

Q 魚の名前はウソばかりという話を聞いたのですが……

銀ムツ、アマダイ、沖ブリ、海産ニジマス、クロカンパチ……どれもスーパーの魚売り場でよく見かけた魚です。

A じつはこれら、メロ、キングクリップ、シルバー、トラウトサーモン、スギに名前を変えました。日本チェーンストア協会（全国の大手スーパーで組織）が、水産物の表示切り替えの自主基準をつくったのです。

シシャモは、9割以上がシシャモではなくて、カラフトシシャモ（カペリン）、カレイ・ヒラメはカラスガレイ、タラはホキ。イズミダイはティラピアなど、自主基準以外の魚でも、表示と正体が違う例はいろいろあります。

とはいっても、魚の名前のウソは数十年前からあって、メルルーサという白身魚がスズキ、クロダイ、サワラ、クロムツといった名前で売られていて問題になったこともあります。

いまは、味さえよければどんな名前の魚でも売れると思うのですが、いかがですか？

こ・明太子……直火で焼かない、という重要ポイント

たらこは、スケソウダラの卵巣の塩蔵品です。

塩漬けしたたらこを赤唐辛子入り調味料に漬け込んだものが、どちらも明太子です。

不安点や安全な食べ方は、同じです。

無添加のものがあれば、それがベスト。ただしちょっと高い。そこで、次善の策としては次のポイントで選びます。

合成の着色料（赤色3号、黄色5号

ここが安心ポイント

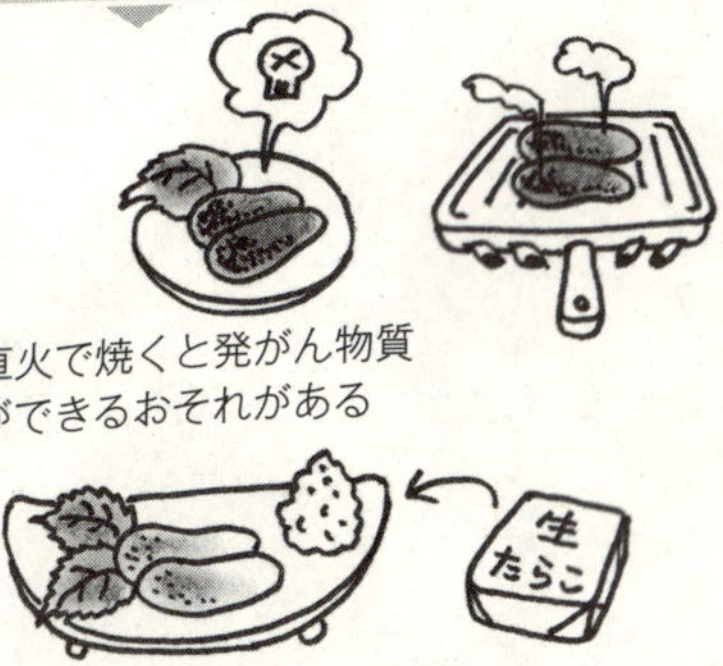

☆直火で焼くと発がん物質ができるおそれがある

大根おろしを加えると安心

など）が使われているものよりは、「無着色たらこ」のほうがよい。無着色でもたいていは発色剤が使われていますが、同時にビタミンCの添加が義務づけられ、発色剤の害を防いでいます。

さらに、「調味料（アミノ酸）」または「調味料（アミノ酸等）」とあるものはなるべく避け、有機酸（貝のうまみのコハク酸など）などの調味料を使ったものを選びましょう。

これは、たらこを焼いて食べる場合に備えてのこと。アミノ酸系の調味料は、直火の高温で加熱されると発がん物質ができる不安などが言われています。

新鮮なものを生で食べるか、ちょっと焼き色をつける程度に。アミノ酸系調味料の不安のほかにも、たんぱく質のコゲによる発がん物質（トリプ―P_1）をつくらないためです。

ご[illegible]な方法としては、大根おろしを添えるのもOK。

[illegible]たらこには、ビタミンCが添加されて発がん物質の生成を

おさえています。これにおろしたての大根のビタミンCを加えれば、なお安心。

焼きたらこが好きだという人は、ぜひ大根おろしと一緒に食べることをおすすめします。大根の酸化酵素が、コゲの発がん性物質を中和させると言われています。

おむすびに焼きたらこを入れる場合は、刻んだしそも合わせて使うとよい。

もうひとつ、ちょっと意外だけれどおすすめなのがたらこ入りポテトサラダ。じゃがいもにはビタミンCが多いので、よく冷ましてたらことあえれば安全性が増します。これがなかなかおいしい。とってきのメニューになりますよ。

干物……〝干物は長もちする〟は大間違い

アジ、イワシ、サンマ、カレイ……昔の干物はどれもガチガチに固くて、塩辛かったものです。

このごろは様子が違って、水分が多くふっくらやわらかい。かつては水分が4割以下だったのに、今では7割近いものが多いようです。塩味もほどほどで食べやすい。

実はつくり方も違う。天日に干すのではなく、時間のかからない火力乾燥がほとんどです。水分が多くて塩分が少なければ、傷みやすいのは当然。でも保存料は現在ほとんど使っていません。そのため、注意するのは添加物よりむしろ新鮮さ。

干物だから長くもつはず、と過信せず、当日か前日の日付のものを買い、なるべく早めに食べることです。

たまに、保存料の「ソルビン酸K」を使ったものがあります。この表示があったら避けたほうがいい。よく使われているのがリン酸塩。食塩を減らすと干物に弾力がつきにくいので、代わりに「リン酸塩Na」「メタリン酸塩Na」などを添加しているのです。できればリン酸塩の表示のないものを探すほうがよい。

なお、やはり干物は天日干しに限る、という方のために、次ページで新鮮なイワシを使った干物のつくり方をご紹介しますので、おためしください。

意外と知られていませんが、干物とつけものを一緒に食べるのは禁物です。干物に多いジメチルアミンという物質と、つけものの亜硝酸が体の中で一緒になると、発がん物質をつくる危険があるから。

つけものがないとご飯にならない、という人は、干物に大根おろしを添えて。大根のビタミンCは、発がん物質をおさえる働きがあります。

干物を焼いたときのコゲによる発がん物質の不安も、大根の酸化酵素で解消。焼き魚には大根おろしがつきものですが、実はこんな効果があったのです。

いわしの干物のつくりかた

❶新鮮ないわしは洗ってウロコをとり、頭を落として、ワタを取り出し、よく洗って水気をふきとり身をひらく。

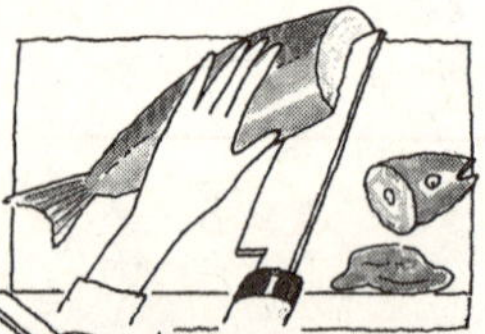

❷バットにいわしを並べ分量の塩を両面に平均にふって1時間くらいおき、サッと水洗いして塩気をおとす

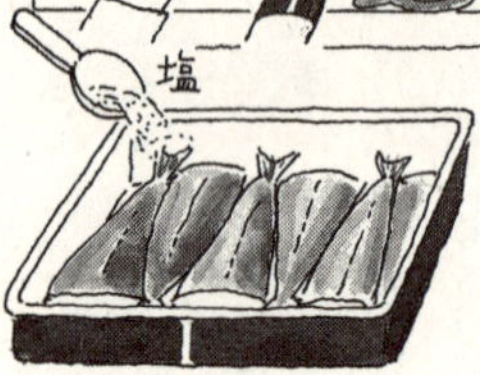

❸いわしの水気をふきとり、2〜3日干すと、できあがり

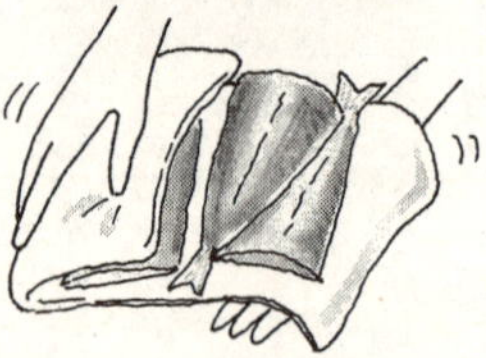

❹いわしの数が少ない場合、かご2つを合わせ、間に焼き網をはさんでその上にいわしをおくかごをセロテープなどでとめてひもで十字に結んで吊す

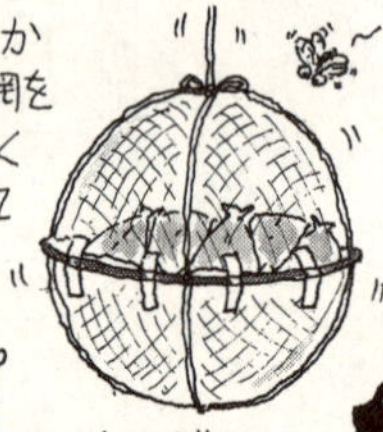

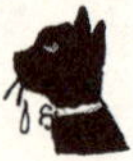

こうすると猫やハエを防げる

材料（できあがり15枚）

いわし…………5尾
塩…………カップ1/4

4
肉・卵・乳

「脂身・アク取り・漬け方」
この3大対策がポイント

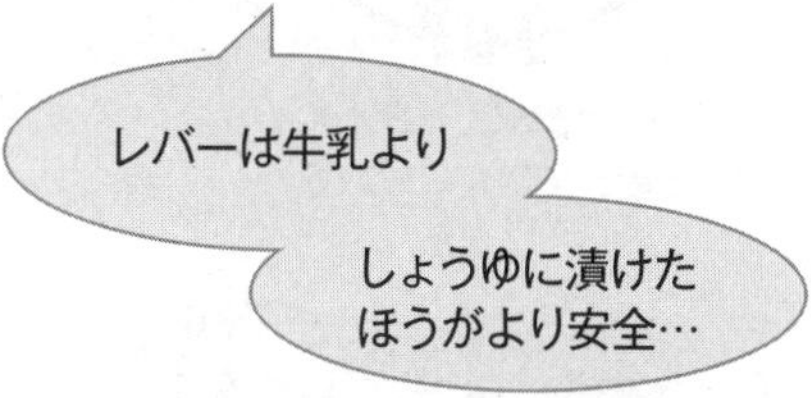
レバーは牛乳より
しょうゆに漬けた
ほうがより安全…

飼料に残留した農薬の蓄積、肉を柔らかくするために使用する女性ホルモン剤、病気予防の抗菌性物質が残る不安……。ステーキのように、不安もろとも一緒に調理してしまう食べ方より、しゃぶしゃぶのような、不安を取り除くチャンスが多い調理法が安心に食べるよりよい方法でしょう。牛肉、豚肉、鶏肉、ひき肉、レバーと、具体的なポイントを見ていきます。

牛肉……ポイントはアク取り。水から入れると効果的

ここが安心ポイント

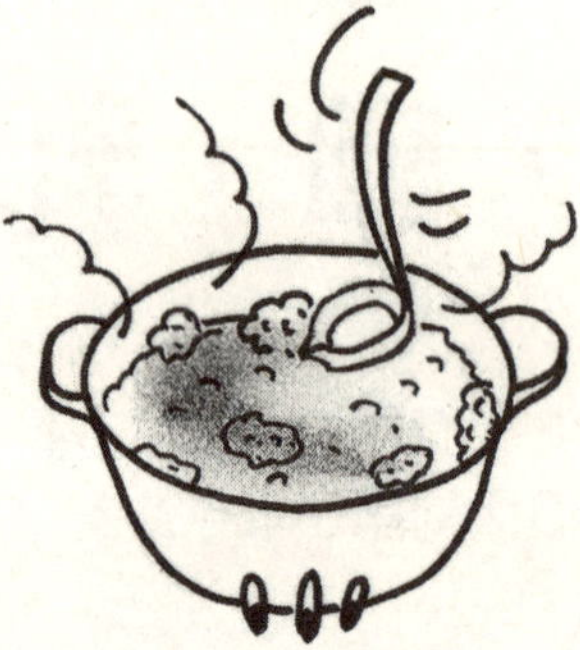

☆アクと一緒に農薬、女性ホルモン剤は出るので、ていねいに取る

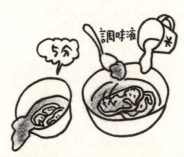

うすめた調味液に5分ほど漬けると、汚染物質も出てくるので、液はかえる

肉料理はバラエティ豊かですが、調理のしかたで安全性が格段に違います。牛肉の安全な食べ方といえば、まずおなじみの「しゃぶしゃぶ」。ごく薄い肉を鍋のお湯にサッとくぐらせる。味わいもなかなかですが、肉に含まれる薬剤など（たとえば肉を柔らかくするための女性ホルモン剤、飼料にまぎれこんだ農薬など）を除く効果もある。ただし、鍋のお湯はこうした余計なものがたまるため、途中で一度はかえると安心。

同じ理屈で、「肉じゃが」や「肉豆腐」も、より安全に食べられます。煮汁を倍にうすめた液を煮立て、肉を3分ぐらい煮る。煮汁は捨てる。そのうえで、ほかの材料といっしょに煮汁のなかで煮込みます。

次に、調理法のごくシンプルな「ステーキ」。これにかぎっては、よい肉を選ぶべき。「和牛」と表示のあるものを。有名なのは「松阪牛」「近江牛」「神戸牛」など。「和牛」と書かれていないものは、「和牛」ではないと知っておきましょう。

ステーキは塩コショウして焼くだけなので、牛肉に残留している薬剤を除くチャンスがない。そこで少々高くついても安全な和牛の肉をというわけです。

和牛ではない銘柄牛（例えば産地の名前がついた肉牛など）は、漬け汁に漬けて焼く和風ステーキのような焼き方がよい。漬け汁に薬剤が出て、除けるからです。

和牛、銘柄牛以外の国産牛や輸入牛肉を使うときのアイデアをいくつか。

まず、不安物質が残りやすいのは脂身なので、切りとって使う。

薄切りの肉なら、湯通ししてから料理に使う。

チンジャオロースなど炒めて使うときは、下味の調味汁にこれも二度漬け。

焼肉も同様で、5分ぐらいタレに漬けたら一度取り出して軽くしぼる。そのあとで残りのタレをもみこんで焼く。

シチューなど煮て使うときには、水から入れてアクをていねいにとるのがカギ。アクといっしょに薬剤も出ます。

牛肉・安心な食べ方

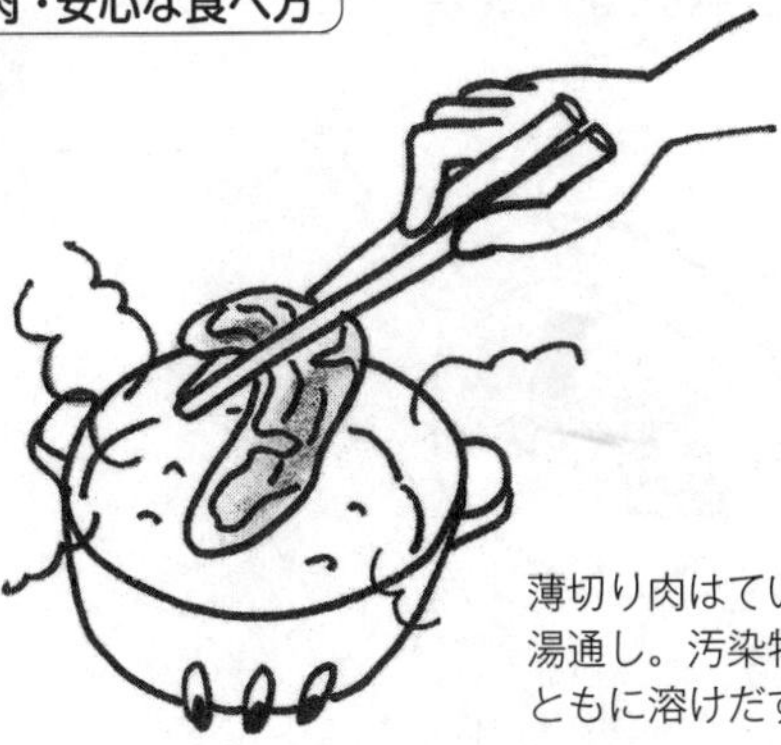

薄切り肉はていねいに広げ湯通し。汚染物質が脂肪とともに溶けだす

ちなみに和牛、銘柄牛以外の国産牛には次の種類があります。

オスの乳牛（去勢牛）、メスの乳牛（搾乳しなくなった廃用牛）、黒牛とか黒毛牛（黒毛和牛とは全く違う外国種のアンガス種系牛）。

なお、2004年12月に、「トレーサビリティ法」が施行され、国産牛肉の生産流通履歴情報を消費者が調べられるようになりました。10桁で表示された牛の個体識別番号で、インターネットなどを通じて調べることができます。これで偽装が完全に解決するとは限りませんが……。

豚肉……なぜ、ここでも脂身がいけないのか

ここが安心ポイント

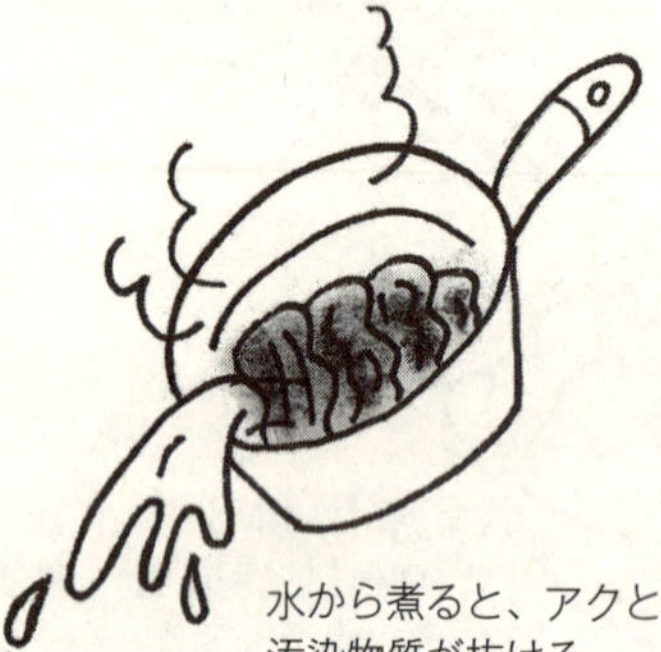

水から煮ると、アクとともに
汚染物質が抜ける

安心メニューのひとつ、豚肉のしょうが焼き。

しょうゆと酒、しょうが汁などにあらかじめ漬けますが、酒は肉に含まれるよぶんな薬剤などを引き出す役目も。効果を高めるには次のようにします。

まず、漬け汁の一部を取って水で2倍にうすめておく。

このなかに肉を5分ぐらい漬ける。残留している薬剤があれば汁に出てくるので、肉を取り出したらこの汁は捨

てる。

肉の汁気をとり、うすめていない漬け汁にもう一度からめて焼く。

豚バラ肉の角煮。

本格的にやるには、米のとぎ汁などを加えたお湯でゆっくりゆで、冷ましてから白く浮いた脂をとります。この手順は、あとで味付けして煮込むときに、味がよくなじむため。でも実は、安全性を高める効果も。

土壌から飼料にまざり、肉に入りこんだ農薬は、ほとんどが脂肪のなかに残留しています。脂分を除くことで、ぐっと安全に食べられ、しかも味もよくなり、まさに一石二鳥。

同じ理由で、脂身の少ない肉のほうがより安心。好みは別として、ロースカツよりヒレカツをというわけ。厚切り肉なら、脂身を包丁で切り取ってしまうのもいい手です。

薄切り肉をゆでてサラダに。

酒を1カップほど加えたたっぷりの熱湯でゆでます。肉は1枚ずつよく広げて入れること。

よぶんな脂肪もとれ、酒で風味がまし、除毒にもなる。

豚汁などに使う場合も、いったんゆでてから調理すれば安心です。


豚のロースを塩コショウして小麦粉をまぶし、ジュッとソテー。

こうなると工夫の余地がない。

下ごしらえの単純な料理ほど、よい肉を使うべきです。

ひとつは黒豚。ふつうの豚が6ヵ月から市場に出されるのにくらべ、黒豚は8ヵ月から12ヵ月は飼育にかける。そのため品質がよく、安全性が高い。

一方、以前はスーパーなどで目についた「SPF豚」。この無菌豚、実は完全な無菌豚ではないことがわかってきたのか、ほとんど見かけなくなりました。

鶏肉……地鶏・地養鶏・ブロイラーの本当の違い

安心して食べるにはやはり銘柄肉を選ぶにこしたことはありませんが、鶏肉料理は牛や豚にくらべて下ごしらえの工夫がきく。あえてこだわらなくても大丈夫。

銘柄肉といえばまず地鶏ですが、地養鶏と混同している人も多いので、説明を。「地鶏」は特定JAS法では、「両親または一方の親が在来種〔名古屋種（コーチン）、比内鶏、軍鶏など、明治時代までに国内で成立、または定着した鶏〕」のこと。生産方法も飼育方法や飼育密度などが決められています。

特定JAS法以外の地鶏は、生産方法に基準はない。ただし、「日本在来種の血を50パーセント以上受け継いだ雛を、国内で一定期間平飼」が、業界の定義です。

ただ、これらの地鶏肉。なかなか手に入らないのが実情。ですから、表示が正しければ、地鶏肉は抗菌性物質等の不安は低いと考えてよいでしょう。

一方、地養鶏はエサに「地養素」を加えて育てた鶏のこと。ぶなやならの樹液、海藻や粉末よもぎなどが入っています。ふつうのものより健康的。薬剤も少ないでしょう。

脂身の少ないささみ肉も、モモ肉などより安全性が高い。薬剤が残留しやすいのは脂肪の部分だからです。


唐揚げにせよ、焼きもの、炒めものにせよ、まず切って下味をつけるのが手順。切り方と下味のつけ方で、より安全に食べられます。

まずモモ肉などのよぶんな脂肪は包丁で除く。

一口大に切る場合、かならず斜めにそぎ切りに。切り口が広くなるため、味もよくからみ、残留している薬剤も出やすい。

うすめた漬け汁に5分ぐらい漬け、汁気を切って、さらに本漬けする。

これで薬剤がかなりとれます。

鶏肉・安心な食べ方

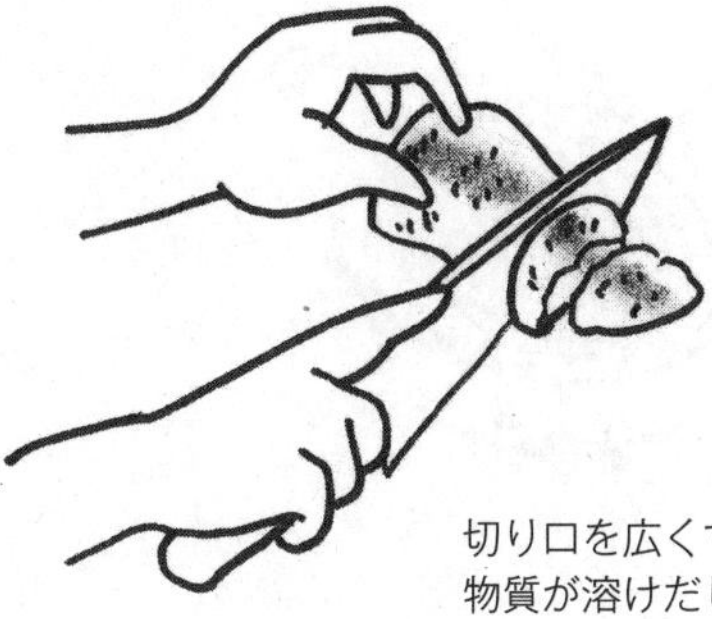

切り口を広くするほど汚染物質が溶けだしやすい

細切り肉のサラダもおすすめ。サッとゆでたら、すぐに氷水にとって冷ます。冷めたら引き上げて、水気を切る。

鶏肉を煮込んで使う場合も、下ごしらえとして一度ゆでておけばかなり安心。煮込んだときのアクは、ていねいにすくいます。

蒸すのも、安全性を高める方法。

蒸し鶏のさっぱりした味わいは、蒸すことでよぶんな脂肪が落ちるため。脂肪といっしょに薬剤も除けます。蒸し皿にたまった汁は捨てること。

ひき肉

……調理の前にサッと熱湯にくぐらせるだけで安心

ここが安心ポイント

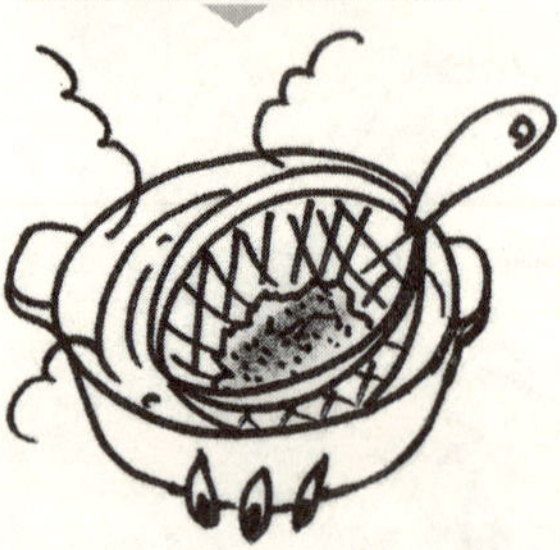

こし器に入れてサッと湯通しする。汚染物質が含まれる脂肪分が抜ける

同じひき肉でも、脂肪分が多いか少ないかで安全性がかなり違います。

もちろん少ないほうがよい。よぶんな薬剤が残留しているとしたら、それはほとんど脂肪のなかにあるからです。

だから、そぼろにするなら豚ひき肉より牛ひき肉か鶏ひき肉。

ハンバーグやコロッケなら合いびきよりも牛100パーセント。同じ豚ひき肉なら、赤身のもの。

最近は「低脂肪」と表示されている

ものもかなり出回っています。


安心して食べるための調理のコツも、「脂抜き」に尽きます。

そのためには熱湯にくぐらせること。

たとえば肉だんごの場合。

材料をあわせて丸めたら、熱湯のなかに落とし入れる。

浮き上がってしばらくしたら、穴じゃくしなどですくい上げる。

これをスープに入れたり、野菜と煮からめたり……。

コロッケやドライカレー、そぼろなどに使うひき肉も、サッと湯通ししておくと安心。

お湯に通すとクタクタになるのでは、と心配ですか？

大丈夫。たんぱく質は熱で固まる性質をもっています。

ハンバーグの場合は湯通しするわけにもいかないので、工夫するなら肉の選び方。赤身の牛ひき肉なら一番安心です。

レバー

……牛乳よりも、しょうゆに漬けると効果大

ここが安心ポイント

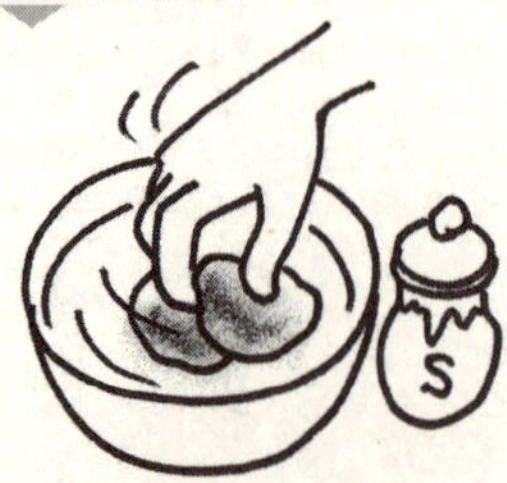

汚染物質が出るので、
塩水に漬けてもみ洗い

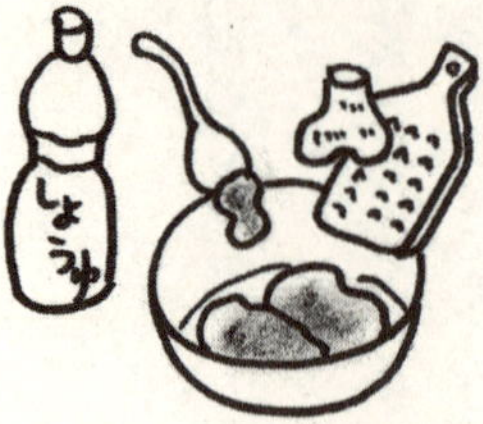

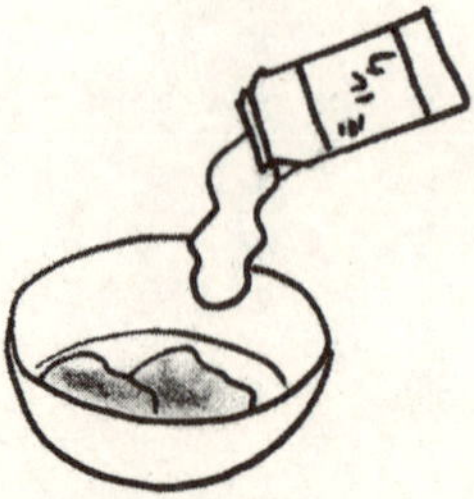

☆しょうゆは汚染物質を出すので
牛乳に漬ける前に下味をつける

鉄分が多く、栄養のあるレバーですが、薬剤による汚染の危険も大きい。たとえば、すでに使用が禁止されているＢＨＣ、ＤＤＴ、ディルドリンなどの農薬。残留性が高いため、土壌にたまったものが飼料となって肉に入りこんでいる場合があります。ＰＣＢなども同様。

こうした化学汚染物質は解毒のために肝臓、つまりレバーに集まります。牛、豚、鶏レバーとも条件は同じ。ただし以前にくらべて残留の危険は減っているため、下ごしらえでかなり防衛が可能です。

まず、牛レバー、豚レバーの下ごしらえから。

血抜きは、うすい塩水にしばらく漬け、もみ洗いして、３回ほどすすぐ。これで薬剤がけっこう減ります。

しょうがじょうゆなどに漬けこみ、下味をつける。

このとき、臭みを抜くために牛乳にひたす方法がありますが、しょうゆのほうが余分なものを引きだす力が強い。まずしょうゆを使って下味をつけ、それから牛乳に漬けるとよい。

鶏レバーの場合は――。

心臓、ひ臓などがついていたら、汚染物質がたまりやすい場所なので、切りはなす。脂肪がついていれば、これも除きます。

うすい塩水のなかでもみ洗いし、ざっと水で洗う。さらに下ゆでします。ねぎの葉先や、しょうがの皮を入れた湯でサッとゆでてから、料理に使う。ゆでることで、余分なものがお湯のなかに溶けだすので安心です。

なお砂肝も、同じように下ごしらえを。もむようにしてきれいに洗い、そぎ切りにしてゆでてから使います。

ハム……〝たっぷりのお湯で15秒〟が差をつける

ここが安心ポイント

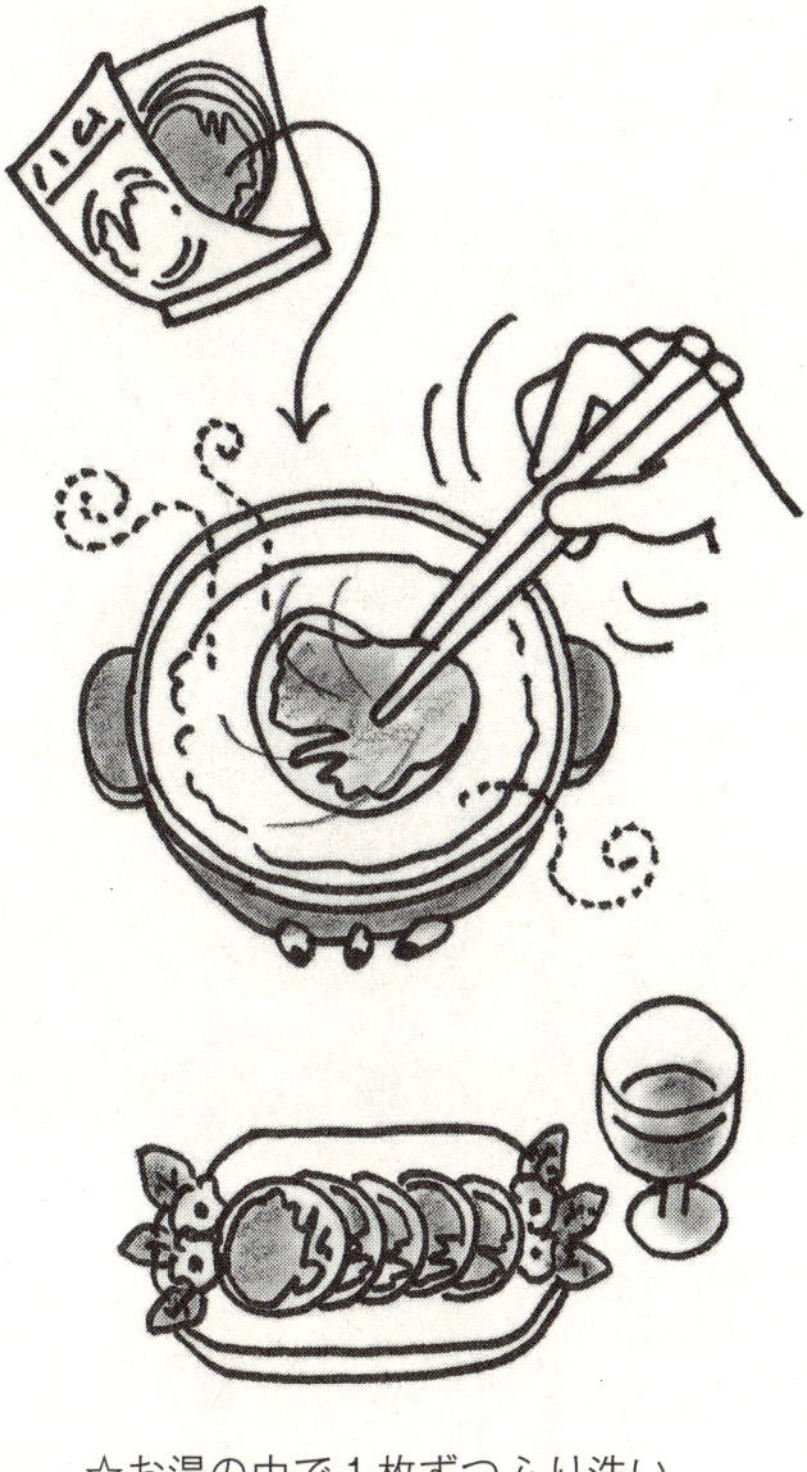

☆お湯の中で１枚ずつふり洗い。
15秒ほどで添加物が溶け出す

4 肉・卵・乳

一見似たようなスライスハムでも、パッケージをよく見ると「熟成」「無塩せき」などの表示や、上級や標準のＪＡＳマークなど、いろいろついています。

より安全なものを選ぶポイントは？

簡単な基準をひとつ挙げるとしたら、保存料の「ソルビン酸K」が使われていないこと。原材料表示を見ればすぐわかります。

できれば、着色料の「コチニール色素（別名カルミン色素）」も避けたい。

表示で選ぶとしたら、「無塩せき」が比較的おすすめ。保存料、着色料、遺伝子組み換えの不安がある植物性たん白が使われていないものが多いからです。無塩せきとは、塩漬け液に発色剤を入れていないもの。保存料ほど不安はありませんが、亜硝酸塩・亜硝酸Na・硝酸・硝酸Kなど、なるべく体内に入れたくない物質が避けられます。ただし、ほかのハムより傷みやすいので、その点にはご注意を。

もっとよく探す気になれば、気になる添加物をほとんど使っていない「無添加」のハムやベーコン、ウィンナーも出ています。鮮やかな色のハムを見慣れた目には、ちょっと抵抗があるかもしれないし、味も薄めですが、試してみる価値あり。

ところで「生ハム」は、見た目の感じや名称から、ふつうのハムより保存期間が短いと思っている人が多いのですが、逆です。

10度以下で冷蔵して3カ月以上はもつとされています。これは、普通のハムより濃い塩水に漬けているため。普通は10パーセントですが生ハムは15パーセントの塩水に2週間〜2カ月間漬けこんだあと、くん塩乾燥させています。味は大変よいですが、塩分が高いことはお忘れなく。

表示だけに頼らなくても、安心に食べる方法があります。たっぷりのお湯の中で15秒ほどふり洗いすること。お湯はぐらぐら沸騰していなくてよい。スライスハムは表面積が大きいので、たった15秒で、余分な添加物はお湯の中にかなり溶け出します。この下ごしらえのあと、料理に使えばよいのです。

「お湯に入れてしまったら、おいしくないのでは?」と質問されることがありますが、まずはやってみてください。味にはさほど変わりありません。

4 肉・卵・乳

Ⓠ 消費期限と賞味期限って、何が違うの？

Ⓐ 消費期限は、簡単に言ってしまうと、「この表示月日を過ぎたら危険ですよ」ということ。「定められた方法で保存した場合、変質や腐敗などによって衛生上の危害が発生する心配がないと認められる期限」です。質が変わったり腐ったりしやすい食品で、製造した日を含め「おおむね5日以内」に食べるべきものに表示されます。たとえば、弁当や調理パン、食肉、惣菜、生菓子、生めん、餃子など。

賞味期限は、「おいしく食べられる期間」。製造後6日から3ヵ月以内に消費すべき食品は、「○年○月○日」で表示しますが、3ヵ月を超えるものは、「○年○月」で表示してよいことになっています。

ベーコン……炒める前にも、一度湯通しするだけでいい

選ぶときのポイントは、ハムと同じ。保存料の「ソルビン酸K」が使われていないことです。幸いにして、添加してないもののほうが多数なので、見つけるのに苦労はありません。

「コチニール色素(別名カルミン色素)」もできれば避ける。

中には、添加物をほとんど使わないベーコンも出ていますが、大手のものほど普及していません。そこで、下ごしらえで差をつけてください。

ここが安心ポイント

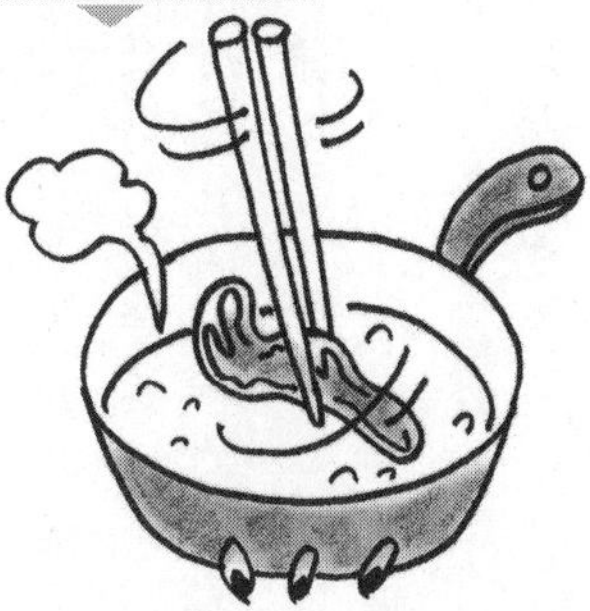

☆お湯の中でふり洗いすれば
保存料や発色剤も除ける

パックから出したら1枚ずつ、お湯の中で、15秒ぐらいふり洗い。なぜ1枚ずつばらすのかというと、表面積が広いほうが添加物が溶け出しやすくなるからです。お湯は沸騰していなくてもよい。味はほとんど落ちないので、ご心配なく。

ハムやベーコンの不安は、発色剤（亜硝酸塩）や品質改良剤（リン酸塩）など。一緒に食べたい野菜といえば、キャベツです。

キャベツにはベータカロテン（体内でビタミンAに変わる）、ビタミンC・E、カルシウム、食物繊維が含まれているため、不安な添加物の害を防いでくれます。こうした栄養素が入った野菜なら何でもよいわけですが、特にキャベツのカルシウムは吸収されやすいため、リン酸塩の害を防ぐのに最適。

リン酸塩は結着補強剤としてたいていのハムに使われており、それ自体に害があるわけではないものの、たくさんとるとカルシウムのバランスを崩して骨を弱くしたり、鉄分吸収のじゃまをして貧血を招く危険があります。

ハムやベーコンの炒めものなら、ぜひキャベツをたっぷりと。

ウインナー……焼く前にも一度切れ目を入れてゆでる

ここが安心ポイント

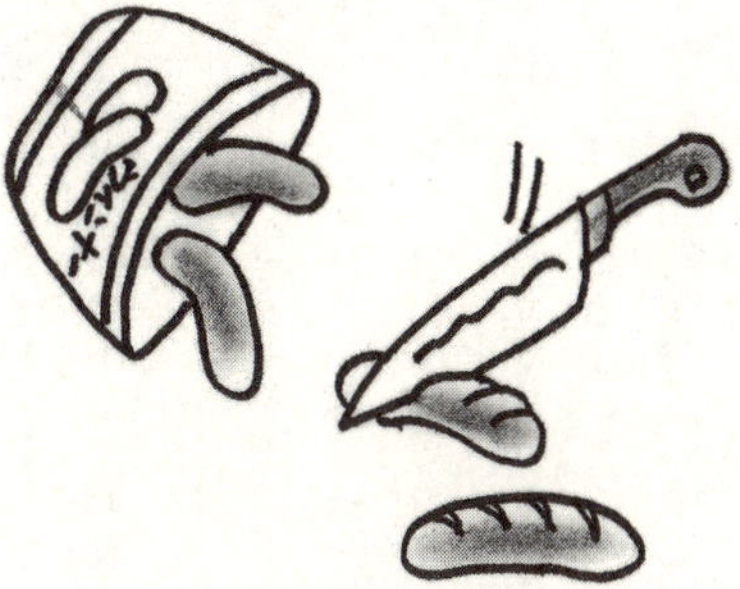

３本以上切れ目を入れる

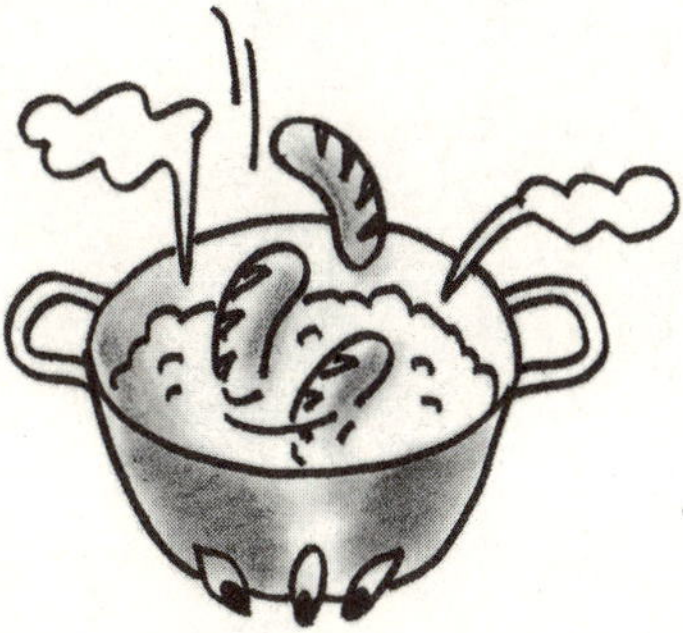

☆ゆでると切れ目から添加物が
出てくる

子どもの大好きなウインナー。添加物の種類は、ハムとほぼ同じ。とくに発色剤、亜硝酸ナトリウムの表示はほとんどのソーセージにあります。選ぶなら、保存料のソルビン酸Kの表示のないものを。亜硝酸とソルビン酸がいっしょになると、発がん性物質ができる不安があるからです。

赤い着色料の「コチニール色素（別名カルミン色素）」が使われているものも、避けたほうが無難です。同じ赤でも、ラック色素などは問題なし。

下ごしらえをしっかりと。

袋から出して、そのまま炒めたり煮込むのはバツ。まずは包丁で、ウィンナーに切れ目（多いほどよい）を入れ、たっぷりのお湯で1分ぐらいゆでる。切れ目から添加物がお湯の中に出ていきます。実験してみると約40パーセントも減ります。もちろん、このお湯は捨てる。

ブロッコリーと一緒に炒めるのは、実は賢い。ブロッコリーは解毒効果の王様なのです。カルシウム、ビタミンAもたっぷり。さらにビタミンCの含有量はダントツ。この3つの栄養素が、添加物の害を消してくれるのです。

卵……たとえ冷蔵庫の中でも、置き場は絶対濡らさないこと

卵は日付の新しいものを選ぶのが一番。

サルモネラ菌による危険をなくすためです。

この菌は、飼料などといっしょに鶏の腸に入りこむことがあり、産卵のとき、卵の表面にくっつきます。ここにとどまっていればまだよいのですが、卵の殻には小さな空気穴が開いている。ここから卵の中まで侵入する。

でも幸いなことに、卵には自然に備わった殺菌力があり、菌はほとんど増殖できない。

でも卵が古くなると、殺菌力が弱ってきます。固ゆでするなどしっかり加熱すればサルモネラ菌はほぼ全滅しますが、生で食べるとあぶない。

なにしろ、卵の置き場はとても汚れています。これはアルコール消毒してお

けば安心です。

また、冷蔵庫の管理も重要。

10度以下に保つのはもちろんですが、卵の置き場が濡れていることなどないように。

卵の表面に水滴がつくと、菌が水分とともに内部に侵入するからです。

本来あってはならないことですが、鶏の病気予防のために使われた抗生物質などの抗菌性物質が、卵に残留していた例もあります。

こうした抗菌性物質は、家庭でいくら気をつけても除きようがない。でも影響をずっと減らす方法ならあります。

卵を食物繊維といっしょに食べる。食物繊維は抗菌性物質を吸着し、体外に排出してくれます。

だから、「ひじき入りオムレツ」はもっとも安心なメニュー。

牛乳……「低温殺菌」と「高温滅菌」安全性の差

一時は牛に使用される抗生物質などが残留する懸念がありましたが、現状では、農薬なども含めて残留不安はなし。

ただし、牛乳というのは以前から何かと論争の多い食品。もっともポピュラーな高温滅菌牛乳、ナチュラル志向の人に受けている低温殺菌牛乳、超高温滅菌し保存期間が長いLL（ロングライフ）牛乳がありますが、栄養分をめぐっての論争は決着がつかないままです。高温滅菌するとせっかくのたんぱく質や酵素成分が変性したり壊れてしまうという、低温派の主張。熱変性を起こしても栄養分の吸収に変わりはないという、高温派の言い分。

さらにここへきて、「そもそも牛乳は体にいいのか？」という新たな論争が勃発しています。

体によくない派いわく、飲みすぎると余分なカルシウムが溶け出して、骨粗《こつそ》鬆症《しょうしょう》になる。妊娠している牛からしぼられた牛乳が大半で、女性ホルモンが多いのが問題。ホモジナイズという過程で脂肪分の一部が過酸化物質ヒドロキシペルオキシドなどの有害物質になる……などなど。

いずれにせよ、反証も挙げられていたり、一日に何百リットルもの量を飲み続けるのであれば、というレベルの話だったりもします。

それでも両者ゆずらず、消費者にわかりやすい結論が出るまでには、しばらく時間がかかりそうです。

賢い考え方をしましょう。シロクロつけようとしなくていいのです。

要するに、「毎日牛乳さえ飲んでいれば健康になれる」といった考えはやめる。これはどんな食品にも言えることです。

カルシウム補給のためというより、牛乳が好きなら、おいしく飲む。そしてさまざまな食品をバランスよく!　これに限ります。

チーズ……ナチュラルチーズなら、好みで選んで大丈夫

ちょっと前まで、チーズといえばプロセスチーズでした。

最近ではこれに代わって、カマンベールやクリームチーズ、カッテージチーズなどのナチュラルチーズが人気です。

結論から言ってしまえば、「ナチュラルチーズ」には不安点はありません。

「プロセスチーズ」は、添加物をチェックして選ぶべき。

この2つはいったいどう違うの？――というのはよくある質問。そこで、簡単に説明しましょう。

「ナチュラルチーズ」はその名の通り、加工していない自然のままのチーズ。動物の乳に酸や酵素を加えて固め、細菌やカビを使って熟成させたものです。

白カビで熟成させたのがカマンベール。

有用菌を使って熟成させたのがエメンタールやゴーダ。

4 肉・卵・乳

熟成させていないのがクリームチーズやカッテージチーズです。

「プロセスチーズ」は、ナチュラルチーズをくだいて熱で溶かし、殺菌して容器に詰めたもの。

さまざまな種類のナチュラルチーズをブレンドしています。そのため乳化剤や保存料の添加も。

プロセスチーズを選ぶなら、保存料として「ソルビン酸K」が使われていないものを。乳化剤の「リン酸塩」「ポリリン酸塩」もなるべく避けたい。

ナチュラルチーズは、味の好みだけで選んで大丈夫です。

Q 外国産チーズは安全？

A 一時、放射能汚染の不安が言われましたが、現在では不安はありません。ただし、プロセスチーズに限っては国内産より「ソルビン酸K」や「プロピオン酸」が使われているものが多い。
その点だけちょっと注意して選べば、心配ありません。

バター……添加物の不安より、塩分がポイント

バターは動物性脂肪。マーガリンは植物性脂肪。

だからマーガリンのほうが健康にいいでしょ？　と聞かれることがあります。

でも、動物性脂肪も大事。

ストレスから身を守るホルモンや、性ホルモンの材料となったりします。

ところが動物性脂肪をとりすぎると、コレステロールがたまって動脈硬化や血栓が起こりやすくなります。

だから、植物性脂肪と動物性脂肪をちょうどよい割合でとること。バランスが重要なのです。割合については8章のコラムを参照してください。

バターには不安な添加物はなし。ただし塩分がけっこうあります。料理に使う場合には、塩を控えめに。

無塩バターには、不安な添加物は含まれていません。

わが家でつくれる無添加食品

バターのつくりかた

❶ボールに生クリームを入れ、泡立てる

❷水が分離してきたら水を捨てる

❸氷水を加え、木じゃくしで切るように混ぜる

❹氷水を取りかえては混ぜ、にごり水が出なくなればできあがり

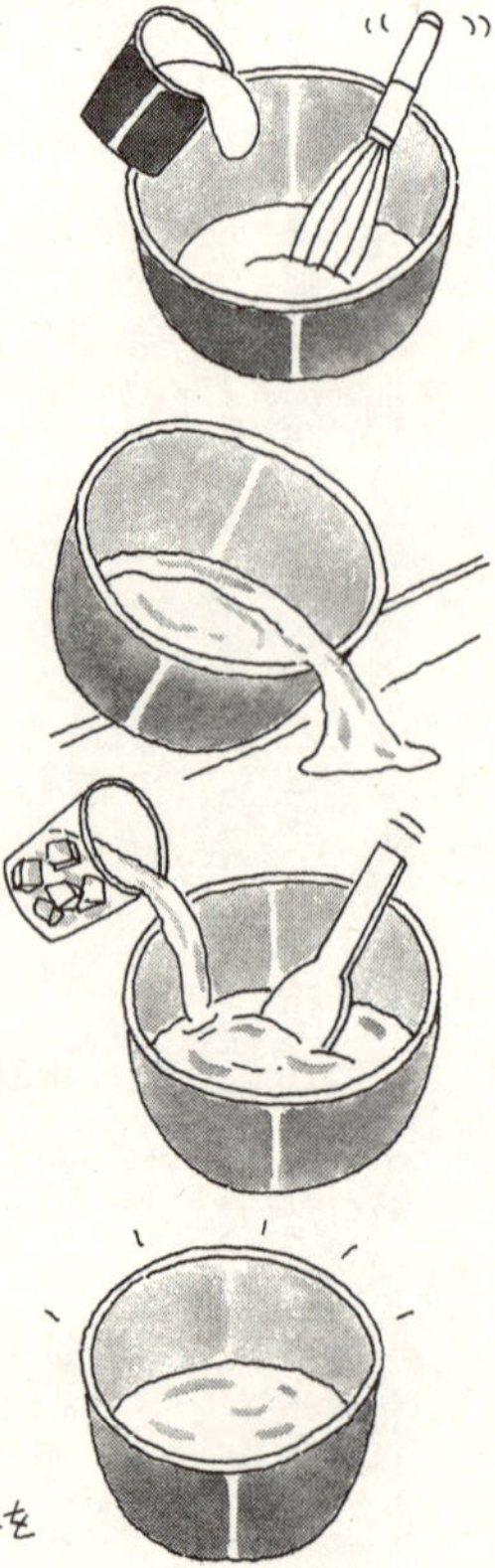

材料

生クリーム……1パック

※塩を入れたいときは、水を捨てたあとに練りこむ

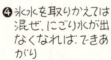

マーガリン……原料の油選びが決め手

バターは時々店頭から姿を消すことがあります。お菓子づくりが好きな方などは、無塩バターを探すのに苦労されているのでは。そんなとき、朝食のトーストがバターからマーガリンに移行したご家庭も多いでしょう。

より安心なものを選ぶポイントはふたつです。

原材料表示に「食用精製加工油脂」と書いてないもの。

マーガリンは植物油に水素を添加して固形にしたものですが、このときトランス脂肪酸が生成されやすい。食用精製加工油脂は、この生成が間違いなく多くなる「抽出法」でつくられた油脂です。パン食が多いとしたら、メタボ予防のため避けるほうが賢いでしょう。

さらにできれば「紅花油」を原料にしているもの。

というのも、紅花は遺伝子組み換えが実用化していないため、その点を心配しなくてよいからです。

さらに健康のことを考えるなら、マーガリンより脂肪分をぐっとおさえた「ファットスプレッド」がおすすめ。マーガリンの脂肪分は80パーセント以上ですが、ファットスプレッドは35～75パーセント。毎日だとするとかなりの差が。ただし水分が多く、保存料も使っていないので、従来のマーガリンよりカビやすいことにご注意。出しっぱなしにせず冷蔵庫にちゃんと保存を。

これだと淡泊すぎて物足りない、という方には、とっておきの方法をご紹介します。ファットスプレッドに同量のスキムミルクを粉末のまま混ぜ、青のりを適量混ぜる。香り豊かな自家製スプレッドのできあがりです。

スキムミルクのカルシウムは牛乳の1・6倍。青のりの成分も加わり、食卓の添加物不安を解消してくれます。スキムミルクの独特のにおいが苦手だったら、青のりだけでもおためしあれ。

5
加工食品

保存料も「お湯の使い方」を知れば怖くない

焼く前、煮る前、使う前の防衛策

食品添加物は、厚生労働大臣が安全性と有効性を確認したもの、長年の実績が認められたものなどを含め、現在約1500品目が日本では使われています。以前に比べれば安全性は高くなっているとはいえ、複合毒性など、まだ不明の点も多い。カンタンに安全度を高めていく方法を是非今日からお試しください。

とうふ……買ってきたら、まずは水につける

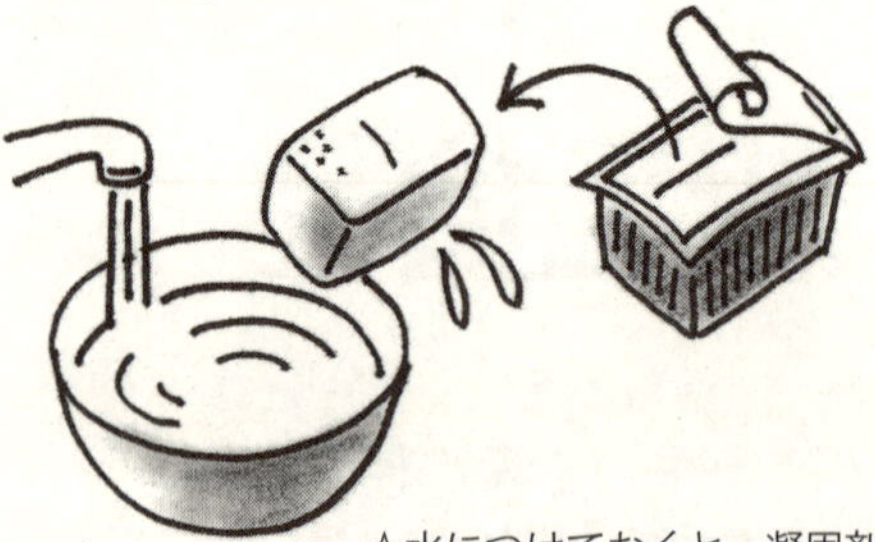

☆水につけておくと、凝固剤などが出てくる。おいしさもアップ

健康食のとうふ。おいしく安心に食べるコツは、水につけることです。

パックから出してすぐ使わずに、いったんボールの水につける。凝固剤などが溶け出し、にがり臭さがなくなって、ぐっとおいしくなります。

冷蔵庫に保存するなら、タッパーに水を張った中に入れる。

その日に使わないなら、水はなるべく毎日替えます。もちろん、早めに食べるにこしたことはありません。

凝固剤に不安はなく、消泡剤も同様です。ほかに注意すべき添加物もなし。けれど毎日でも食べたいものだからこそ、ひとつだけ知っておきたい不安点が。それは原材料の大豆です。

「国産大豆使用」と書いてあっても、実は原料の大豆の一部にしか国産大豆を使っていない製造業者もあります。

残りの材料は、アメリカからの輸入大豆。

だとすると、遺伝子組み換え大豆では……？　その場合、使用がごく少量でない限り「遺伝子組み換え大豆を使っています」などの表示義務があるので、書いてないものを疑って神経質になる必要はありません。

「国産大豆100パーセント」と書いてあるものを探せば、安心度は高いと言えるでしょう。

ここでひとつマメ知識を。

「絹ごしどうふ」と「もめんどうふ」の違いは何？

絹の袋でこすのと、木綿の袋でこすのとの違いだと思っている方が、案外多いのです。身近な食品のわりに知られていません。

絹ごしは、濃度の高い豆乳を凝固剤（にがり）で固めたもの。もめんは、凝固剤で固めたあと、圧力を加えて成型し、水にさらしたもの。見た目や食感の違いを、絹ともめんにたとえているのです。

冷ややっこはもめんに限る、という人もいれば、絹ごしを好む人も。安心度に違いはありません。いずれも薬味の定番は「さらしねぎ」と「おろししょうが」。

ねぎに含まれるアリシン、しょうがのジンゲロールは、有害物質への抵抗力をアップする作用があります。

日本料理の薬味は、なるほど昔からの知恵なのです。

Q 遺伝子組み換え食品って、大豆以外にどんなものがありますか?

A 遺伝子組み換え食品は、原材料の重量の5パーセント以上、または原料の中で3番目までに多く含まれる場合に表示の義務があります。表示が義務づけられている農作物は、大豆のほかに、とうもろこし、じゃがいも、なたね、綿実。加工食品では、とうふ、油あげ、納豆、みそ、コーンスナックなどです。遺伝子組み換え作物は、ほかの生物から取り出した遺伝子を組み込み、害虫や除草剤に強くしたもの。

農作物を作るときには、除草剤を使います。肝心の農作物が除草剤に弱いと枯れてしまいますが、強ければ、周囲の雑草だけを駆除できます。ところが、「まわりの雑草は完全になくしたいし、除草剤を多めに使っても大丈夫だろう」と、かえって除草剤を多用しがちで、本来の農産物も成長が悪くなるということも。

遺伝子組み換え技術を応用して作った健康食品での事故でアメリカでは数千人という被害者が出たとも言われています。絶対的に有害だという結論は出ていませんが、避けたほうが賢明です。

わが家でつくれる無添加食品

手づくりとうふのつくりかた

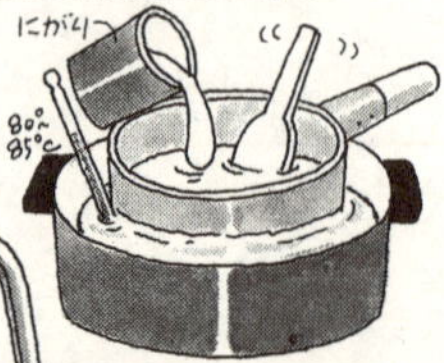

❶豆乳を鍋に入れ湯煎にする
豆乳が70°~75°Cになったら
ゆっくりと にがりを混ぜる

❷凝固物と液に分離したら
フタをして10分間静かにおく

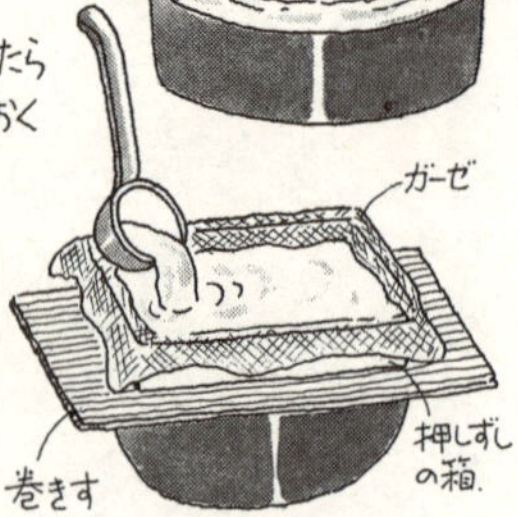

❸ガーゼを敷いた流し箱
に❷の凝固物を移す

❹ガーゼで包み、フタをして
5分位おく

❺水の中でガーゼをはずす

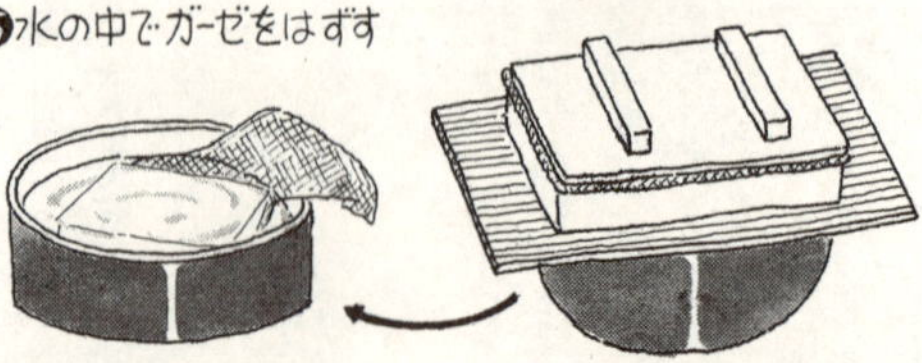

❻流水にさらすと味がよくなる

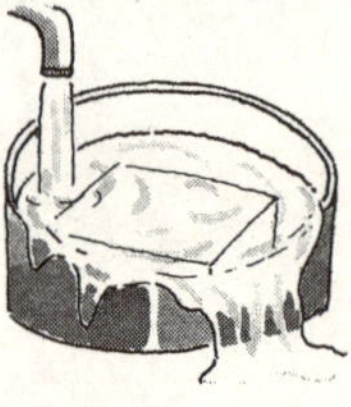

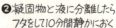

材料

- 豆乳……500ml(市販のもの)
- にがり…………………4g
- 水(にがりを溶く)……100ml

納豆……心配しなくていい理由がある

納豆は、大豆と納豆菌でつくる無添加食品。もしも輸入大豆のポストハーベスト農薬が残留していても、製造過程で水にひたすため溶け出すので神経質にならなくていいでしょう。大豆の食物繊維には、有害物質を体外に出すデトックス（解毒）作用あり。

唯一の不安は、遺伝子組み換え大豆です。「国産大豆100パーセント」の表示があるものを選ぶ。あとはよく〝ねばり〟を出して。ねぎには有害物質に対抗するアリシン成分が含まれているので、「刻みねぎ」はおすすめ。

ここが安心ポイント

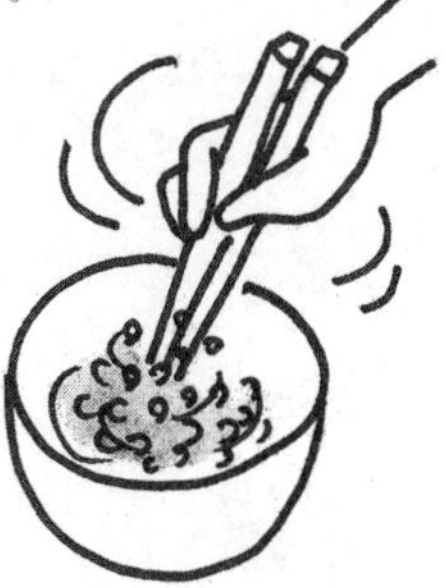

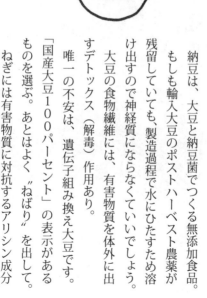

☆納豆はよく混ぜてねばりを

油あげ

……油抜きをしているあなたは正解

ここが安心ポイント

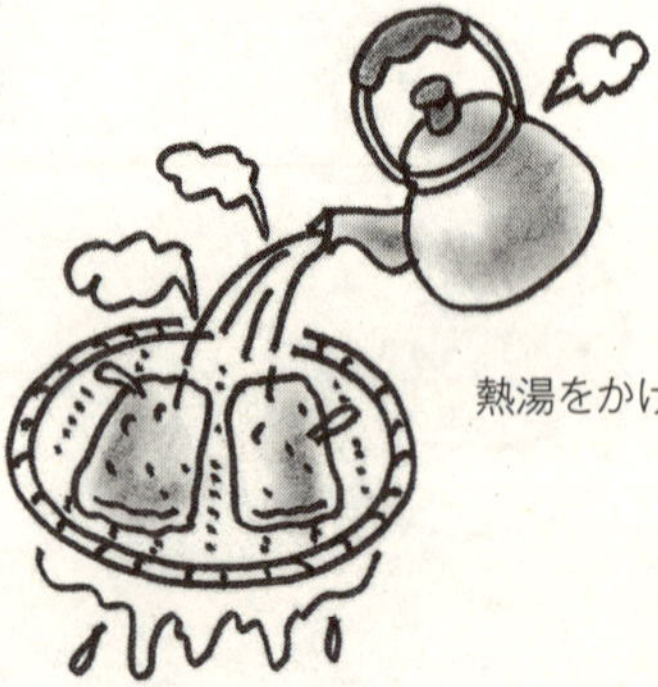

熱湯をかける

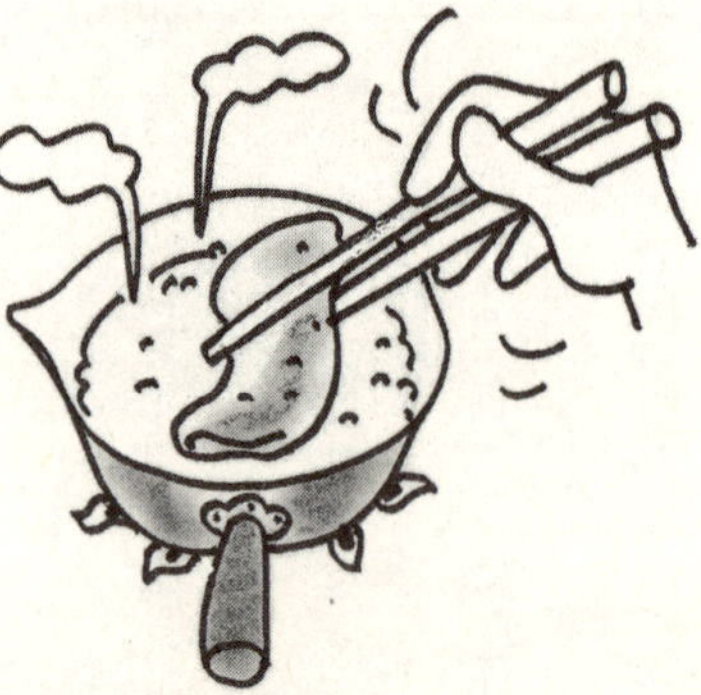

☆お湯の中にくぐらせてもよい。油とともにトランス脂肪酸などの不安もとれる

原料に遺伝子組み換え大豆が使われている場合は、ごく少量でない限り表示義務があるので、とうふと同じように表示を確認すれば不安は減らせます。

どちらかと言えば、問題は揚げ油。

種類が表示されていないので、大豆油・なたね油・コーン油だったら遺伝子組み換え作物を使っているかもしれないし、生活習慣病を引き起こすトランス脂肪酸の不安も。また、キャリーオーバー（持ち込み添加物）として酸化防止剤の「ＢＨＡ」が使われている可能性もあります。

わからないものに不安になっているより、ちょっとひと手間かける。

下ごしらえの「油抜き」を省略しなければいいのです。ザルの上で熱湯をかけるか、鍋の熱湯にくぐらせる。

文字通り油分が抜けるので、ＢＨＡやトランス脂肪酸があっても減らせるし、遺伝子組み換え食用油の心配もかなりクリアできます。何よりよけいな油が落とせるので、みそ汁でも、煮びたしでも、おいしくヘルシーです。

かまぼこ……切ったあとに、サッと湯通し。これでOK

最近では、たいへん質のよいかまぼこが出回るようになりました。

まさにピンからキリまである中で、よいものを選ぶには……。

保存料の「ソルビン酸K」や、合成の着色料の「赤色3号」「赤色106号」などが使ってあるものは避ける。「コチニール色素（別名カルミン色素）」や「リン酸塩Na」の入っているものもなるべくパス。

安全性についてはこれだけで十分。

ここが安心ポイント

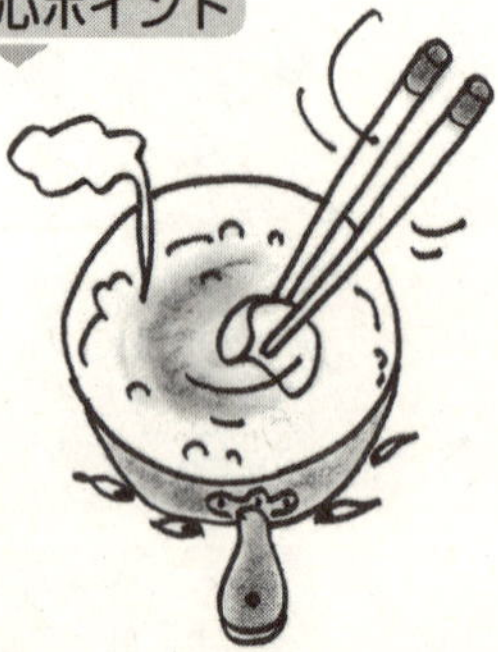

☆薄く切り、お湯にくぐらせることで、リン酸塩や塩分をカット

あとは品質の問題です。

つなぎの「でんぷん」は少ないほうがよい。

ＪＡＳマークの入った製品は、でんぷん含有量が「○パーセント」などと表示されています。4パーセントまでのものを選ぶのがコツ。

リン酸塩を原料のすり身段階で添加しても、表示していない場合がある。

そこで、かまぼこはなるべく薄く切り、しゃぶしゃぶのようにお湯にサッとくぐらせて食べるのがポイント。

リン酸塩だけでなくアクや塩分も減り、おいしさも一段とよくなります。

Q 練り製品の保存料はどこまで落とせる?

A 「すじ」で実験したところ、お湯や塩水、ぬかみそで除去率30パーセントでした。濃度の濃い塩水では半分以上の除去率という結果も。調味料につけるという下ごしらえにも、有害物質を減らす効果があるとわかりました。

はんぺん……このひと手間が安全のポイント

おでんやはさみ揚げに大活躍のはんぺんも、かまぼこ同様、添加物が気になるところです。

けれどもこれも、お湯にくぐらせることで、添加物の不安をなくすことができるのです。

なるべく小さく切ったほうがいいのですが、調理する大きさに切ったあと、しゃぶしゃぶのようにサッとお湯にくぐらせます。

そのままお湯に入れると浮いてきてしまうので、箸でつまんでお湯の中で泳がせるようにします。

煮物などにする場合は、そのお湯は使わず、新しいものを用意します。

炒めものや揚げものに使う場合は、よく水気を切ってから使うようにしましょう。

こんにゃく……「アク抜き不要」でもゆがくことを忘れない

料理の本などを見ると、こんにゃくは調理する前にゆがく「アク抜き」が必要だと書かれています。

最近では、この手間を省いた「アク抜き不要」のものも出回るようになりました。

けれども安全面を考えれば、やはりアク抜きをしたほうがいい。

小さく切ってお湯の中でゆでることで、アクと一緒に添加物も溶け出します。

そのほうが、味も一段とよくなります。

では、生で食べる「刺身こんにゃく」はどうでしょう。

この場合も、サッと湯通ししてください。

また、「刺身こんにゃく」は、食べるときにしょうゆや酢みそにつけます。

このしょうゆや酢みそに、体に有害な物を引き出してくれる効果があります。

春雨……お湯で戻すだけで不安解消

ここが安心ポイント

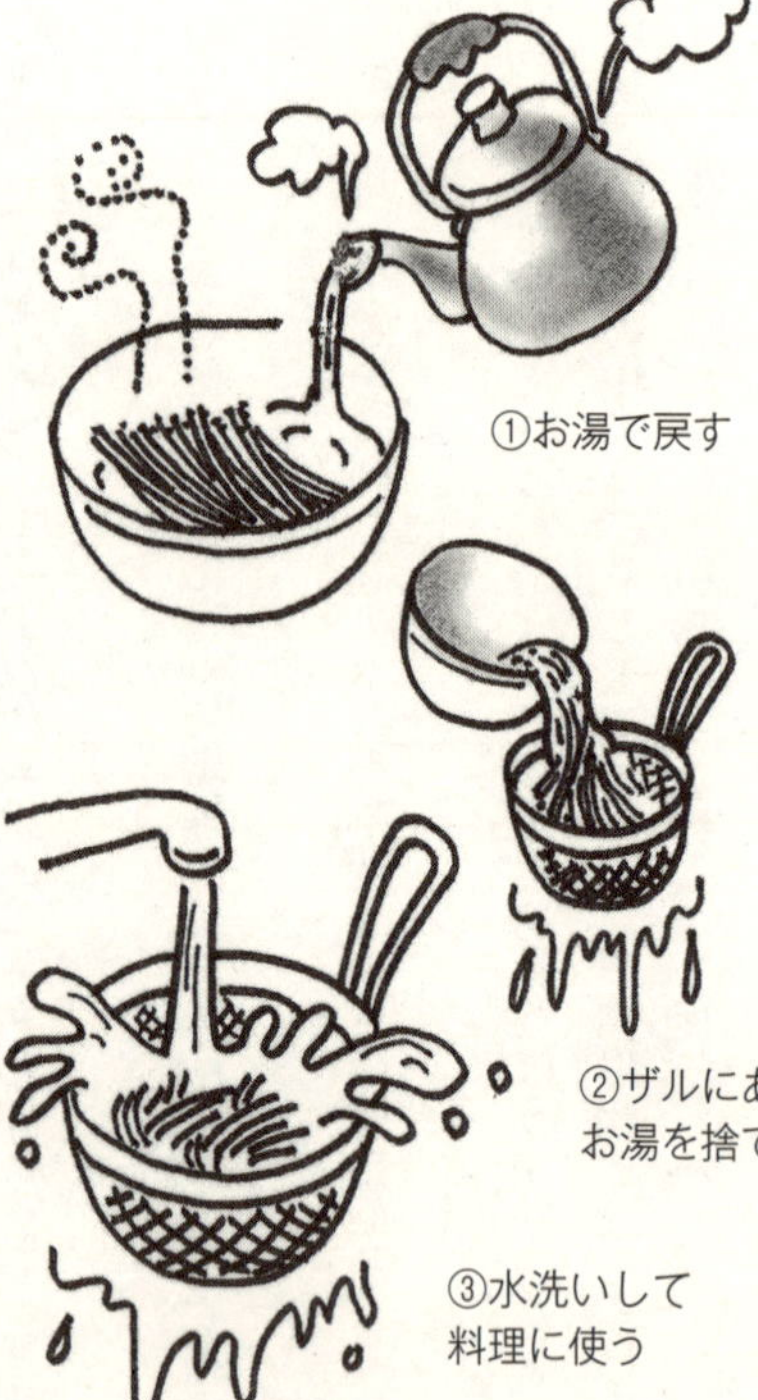

①お湯で戻す

②ザルにあげて
お湯を捨てる

③水洗いして
料理に使う

☆お湯で戻すときに、添加物が
溶け出してくる

何かと問題になる中国産の輸入食材。

中でも春雨は、中国産のものが多い食材ですが、安全に食べるコツを知っていれば大丈夫です。

といっても、ひと手間増えるわけではないのでご安心を。

春雨は乾燥しているため、通常、お湯に浸して戻してから使います。このときお湯の中に添加物などの不安物質が溶け出してくるのです。

やわらかくなったら、ザルにあげて軽く水でゆすぎ、そのあと調理に使うようにしましょう。

煮込み料理などの場合には、お湯で戻さずにそのまま使うこともできますが、やはり一度お湯に浸したほうが安全です。

乾物

……便利な保存食品を安心して使いこなす

ここが安心ポイント

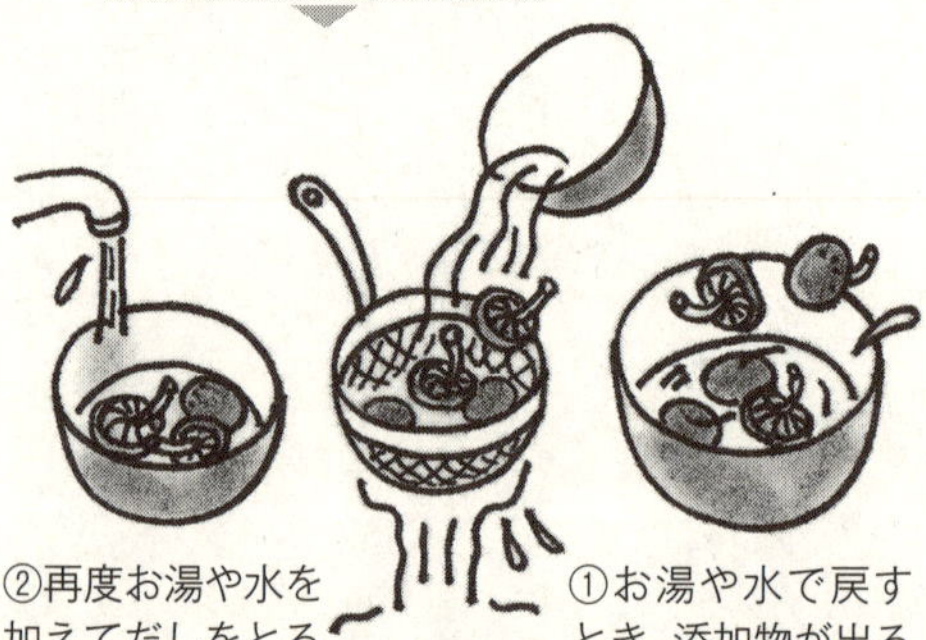

①お湯や水で戻すとき、添加物が出る

②再度お湯や水を加えてだしをとる

干ししいたけや切干大根といった乾物は、長期保存が可能なため、大変便利な食材ですが、農薬などの影響も気になります。

けれども、お湯に浸して戻す過程で、農薬などが溶け出してくるので大丈夫。水よりもお湯を使うほうが、溶け出しやすくなります。

また、このときの戻し汁をだしとして使う人もいますが、農薬のことを考えると、1回めの戻し汁は捨てたほうが安心。

お湯に浸して10分くらいしたら、そのお湯は捨てます。

戻し汁をだしとして使いたいときは、もう一度お湯に浸してできたものを使うようにしましょう。２度めに浸したものでも、結構いいだしが取れます。

また、ひじきや乾燥わかめなども、保存がきき、お湯で戻してすぐに使えるので、大変重宝する食材です。お湯や水で戻す過程で、たとえ添加物が含まれていても溶け出していくので、安心です。

「中国産わかめでも大丈夫？」と聞かれることがありますが、わかめで注目したいのは、産地や添加物の問題よりも、むしろわかめを食べることのメリット。

わかめに含まれる食物繊維には、体に入った添加物を吸着し、体外に排出してくれる効果があります。

うどんなどの具にしたり、カップラーメンに加えたりすると、添加物の害を相殺してくれます。みそ汁の具にしたり、海藻サラダなどにして食べるのもおすすめです。

わかめは常に常備しておいて、積極的にとるようにしましょう。

つけもの……つけ汁を捨てて、サッと洗うだけで大違い

ここが安心ポイント

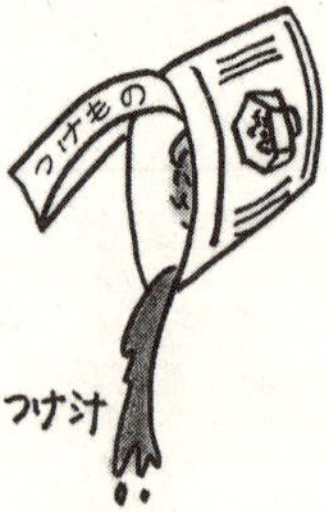

添加物が溶け出ている
つけ汁を捨てる

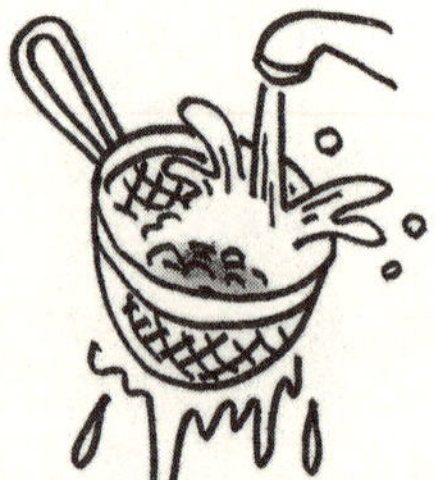

☆流水で洗えば、さらに
添加物を取り除ける

つけものの低塩化が進んでいますが、添加物はむしろ増える傾向に。

ですからつけものをパックから出したら、つけ汁は捨てて、できれば、流し水の下でサアッともみ洗いするとよい。これで、添加物は半分ぐらい減ります。

ちなみにぬかづけ。ご家庭でぬかづけをつくっている方は種を残して、一年に1回は捨てましょう。農薬を引き出す力が強いので、濃度が高くなるからです。

選ぶときは、「ソルビン酸K」、合成の着色料の「黄色4号」「赤色106号」「青色1号」「青色2号」などが使われているものは避ける。同じ番号式でも赤色102号を使ってある場合、食品の色を見て真っ赤ではなく、もも色のような薄い色ならまず大丈夫です。

なお、甘味料の「ステビア」は天然の添加物ですが、つけものには純度の悪いものが使われることもあり、とくに妊娠中の女性は要注意です。

ほとんど添加物のないものもあるので、表示を確かめて選ぶ習慣を。

食べ方でもうひと工夫。流水でざっと洗ったつけものを、水につけて10分ぐらいおき、水気をぎゅっとしぼる。だし汁（市販の風味調味料、つまり粉末のだしはさまざまな添加物が使われています。手軽にだしをとるなら、ティーバッグ方式の無添加天然だしがおすすめ）に、同量のしょうゆ、3分の1ぐらいのレモン汁を加えて、このつけ汁に、つけものを30分ぐらいつけ、軽くしぼって食べる。残っている添加物が、水やつけ汁に溶け出します。さらに、野菜をつけているうちに増える亜硝酸の害も、ビタミンCがおさえてくれます。

つくだ煮

……一回湯に通せば保存料も怖くない

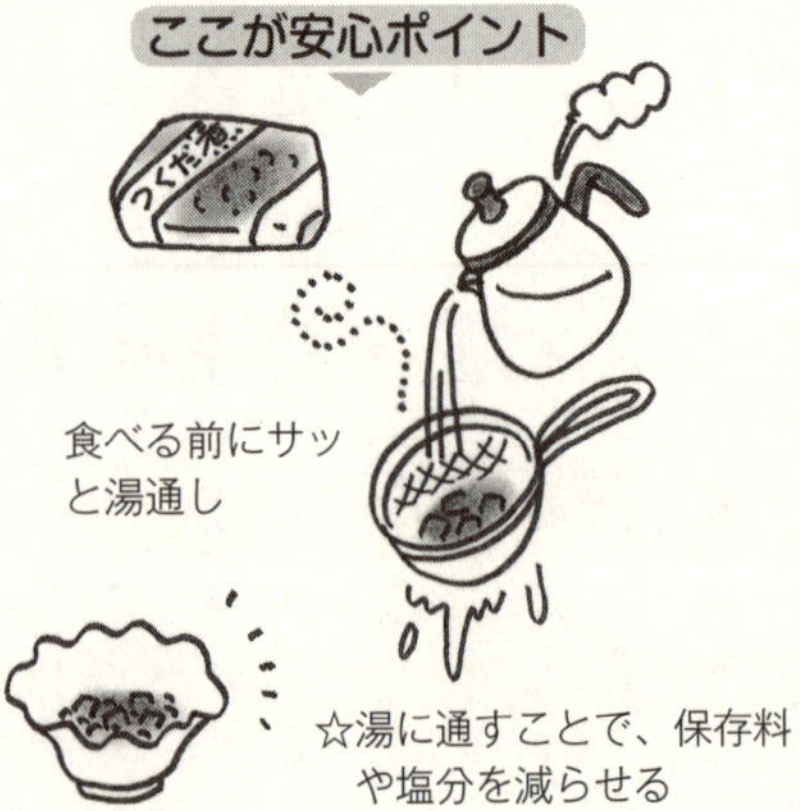
ここが安心ポイント
つくだ煮
食べる前にサッと湯通し
☆湯に通すことで、保存料や塩分を減らせる

つくだ煮はもともと保存食としてつくられたものだから、添加物を使う必要なんかないだろう……と考えるのは早計です。減塩、薄味のものがふえた代わりに、昆布のつくだ煮など、保存料のソルビン酸Kを使っているものがけっこうあります。

その一方で、ほとんど添加物のないものも増えています。

選ぶなら、保存料の「ソルビン酸K」や「安息香酸Na」の表示のないものを。

「リン酸塩Na」「ポリリン酸塩Na」もできれば避けてください。

食べるときは、昆布など洗えるものは1回サアッと湯に通す。原料のしょうゆにときどき使われている安息香酸も減り、塩分も減ります。湯に通すと味が落ちるのでは……という心配はご無用。あっさりとして、かえっておいしくなるから、ぜひおためしを。

どうせなら、家庭で作ってみるのもいい。

まずは、「のりのつくだ煮」。贈答品などでたまった焼きのりを利用して。焼きのりを水にひたしてもどす。ガーゼでしぼって水を切る。鍋に水カップ1、寒天2グラムを入れ、煮溶かす。煮溶かした寒天を別の鍋に移し、しぼった焼きのり25グラムも入れる。しょうゆ100ミリリットル、砂糖小さじ5、みりん小さじ3を加えて弱火で煮つめる。20分ぐらいで、汁が少し残ったところで火を止める。自然な味わいがなかなかです。

牛肉のつくだ煮のつくりかた

❶しょうがは皮つきのまま薄切りにし、水に5~6分つけておく

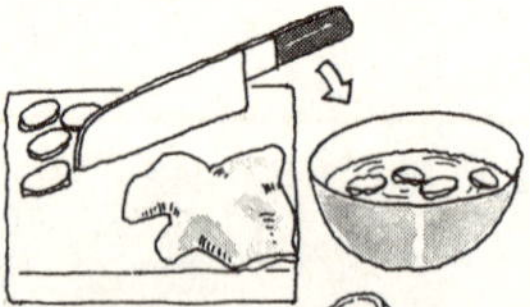

❷なべに水(カップ2)を煮たてて、しょうがと肉を入れ再び煮たてる

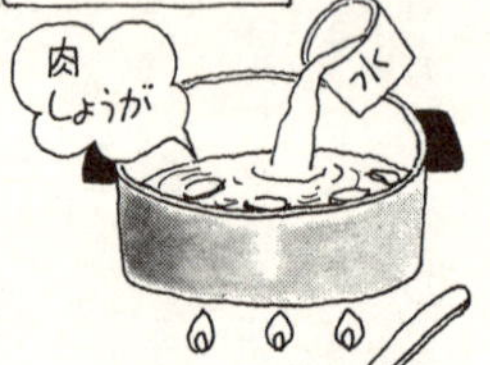

❸アクと脂をていねいにすくいとり 弱火で半日くらい煮る

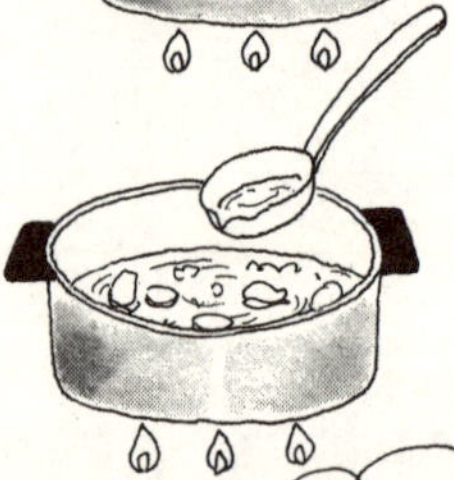

❹調味料で味つけ、中火で煮汁がほとんどなくなるまでこがさないよう煮つめてできあがり

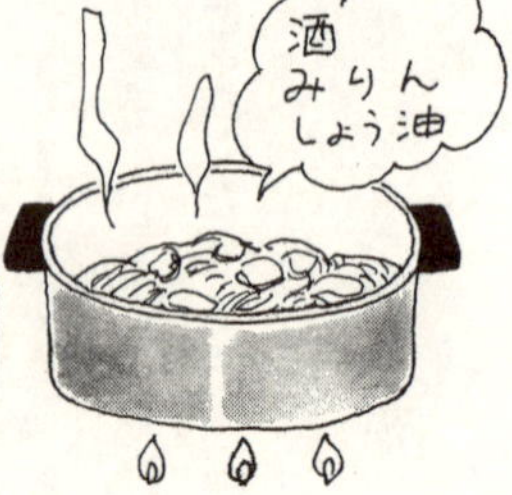

材料(できあがり約150g)

- 牛こま切れ肉……300g
- しょうが………1かけ
- 調味料
  - しょう油……大さじ5
  - 酒…………大さじ2
  - みりん……大さじ3

ふりかけ……安心のひと工夫は、しそや青のりをプラスする

子どもが大好きなふりかけ。ところが、添加物が意外と多いのです。「ふりかけがないとご飯を食べない」なんてお子さんをもつお母さんには、そこが悩みのタネ。

絶対にクリアしたいのは次の点です。

着色料の「コチニール色素（別名カルミン色素）」は避ける。コチニール色素はエンジ虫から抽出した天然色素で変異原性のおそれがあるとして、外国では使用が禁止されています。甘味料の「甘草、ステビア」もなるべくパスする。

手軽に安心度を高める方法があります。

ふりかけに赤しそ（ゆかり）を混ぜること。

しそはビタミンA、C、カリウムがたっぷりで、添加物の害を防ぎます。

青のりを混ぜるのもよいアイデア。しそと同様の成分があり、害をおさえてくれます。また、次ページに、市販品を使った手軽にできるふりかけのつくり方をご紹介しますので、参考にしてください。

何より、ふりかけはたくさんかけすぎないことも大事。

Ⓠ 原産地の表示される加工食品にはどんなものがありますか?

Ⓐ 「農産物・つけもの」「ウナギ加工品」「かつお削りぶし」「野菜冷凍食品」の4品目については付章でふれますが、そのほか、緑茶群やもち群、アジの開きやしらす干し、干しのり、焼きのり、昆布などの干した魚介類や海藻類なども原材料の原産地表示が義務づけられています。

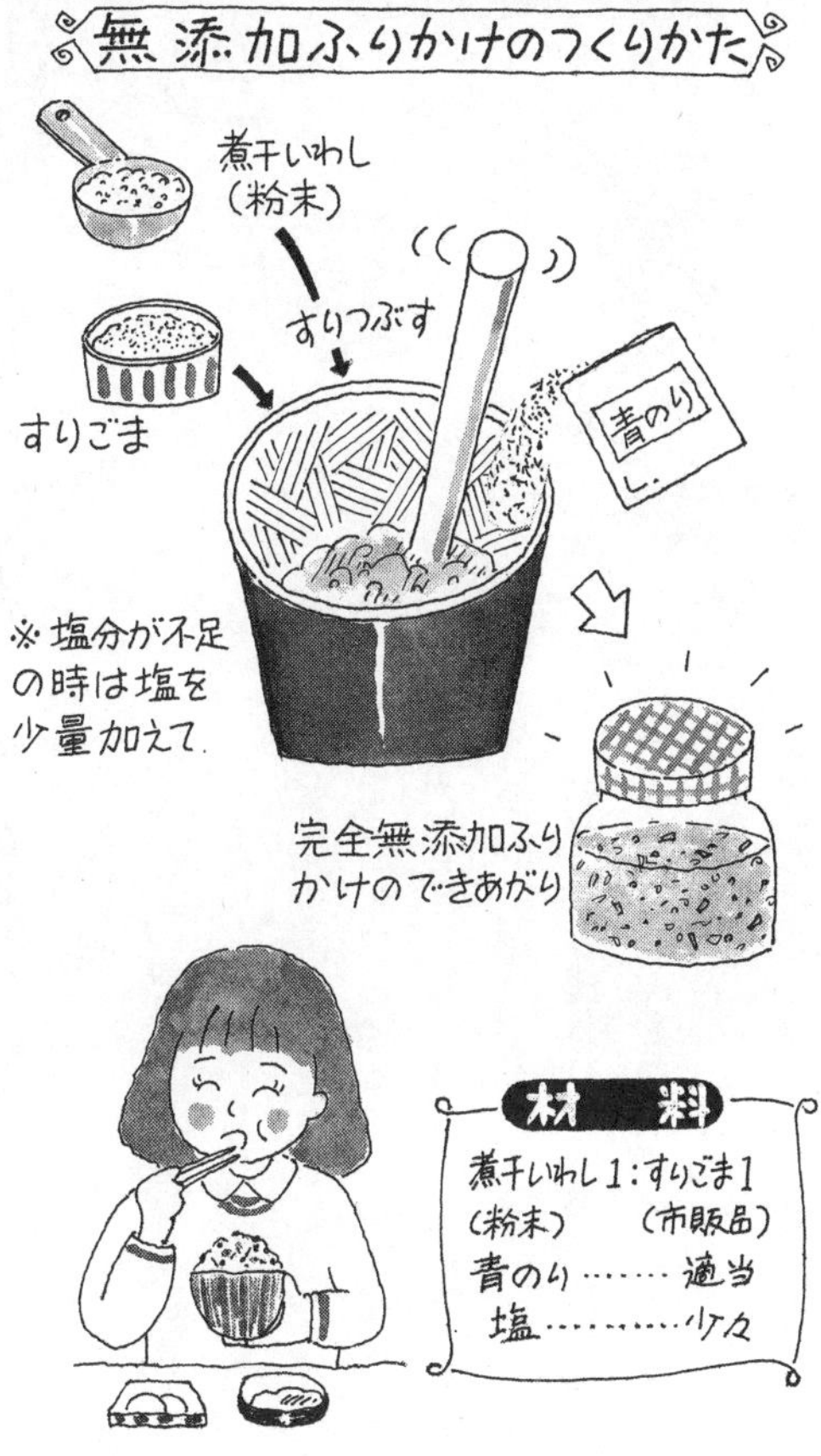
無添加ふりかけのつくりかた
煮干いわし
（粉末）
すりつぶす
すりごま
青のり
※塩分が不足の時は塩を少量加えて
完全無添加ふりかけのできあがり
材料
煮干いわし1：すりごま1
（粉末）　（市販品）
青のり……適当
塩……少々

缶詰

……湯通しするだけのカンタン安全策

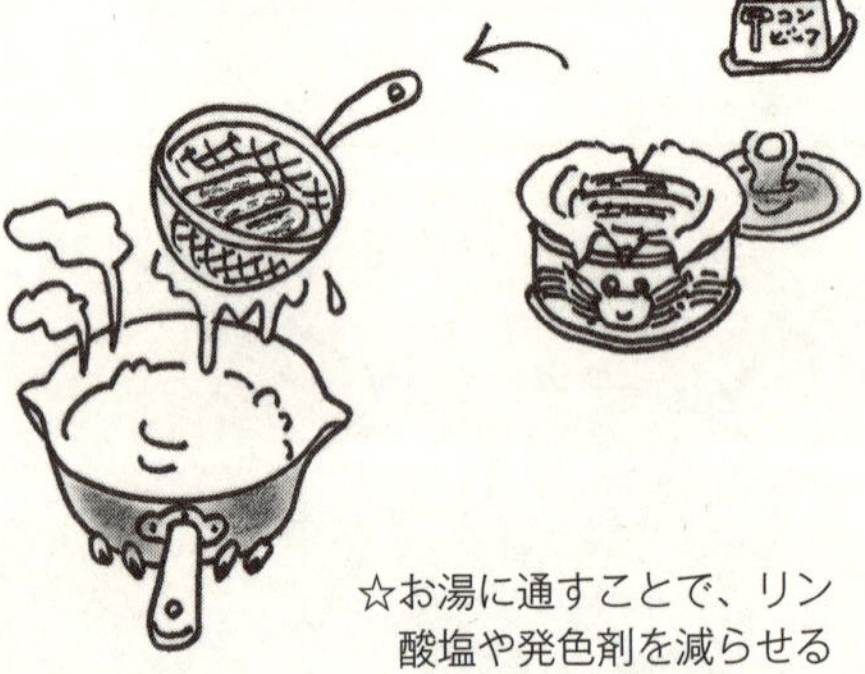

☆お湯に通すことで、リン酸塩や発色剤を減らせる

お中元やお歳暮によくあるカニ缶。サラダにしたり料理に使う前に、いったん湯通しするのが安心のコツです。コンビーフ缶やウィンナー缶など、湯通しできるものは何でも湯通ししてから使うのが賢い方法。

缶詰によく使われているリン酸塩Naは、サッと熱湯をかけるだけでかなり減少するからです。

選び方としては、添加物が少ないものを。

たとえば同じ帆立貝の水煮でも、原材料が帆立貝柱と食塩だけというものもあれば、添加物を使ったものもあります。

コンビーフやウィンナーなど肉類の缶詰は、発色剤の「亜硝酸Na」をよく使っています。ないものを見つけられれば、そのほうがよい。

果物の缶詰なら、漂白剤の「亜硫酸Na」を使っていないほうが安心です。広く使われている「リン酸塩Na」も、余裕があればチェックして。

そして、いったん缶を開けたら、残った中身は別の容器に入れて保存する。たいていの人がやっていることだと思いますが、これは缶の素材のすずが空気にさらされると溶け出しやすくなるためです。

最近の缶詰は、すずが溶け出さないようラミネート加工してありますが、缶にちょっと傷がつけば、そこから出てくる可能性あり。だから入れっぱなしはバツです。なお、缶から溶け出す環境ホルモンが問題でしたが、ほとんどが改良缶に変更され、その不安はなくなりました。

くん製品……アルコールと一緒に食べるのだけは要注意

イカのくん製、タラのくん製など、酒のツマミの定番です。

注意すべきは、リン酸（Na）と保存料のソルビン酸カリウム。

とくにアルコール類といっしょにとると、添加物の吸収が多くなります。


やはり、手作りの肴にかぎる。そこで、とっておきの「卵黄のみそ漬け」を紹介。日本酒にもビールにも合います。お弁当のおかずにも。

赤みそ100グラムに砂糖40グラムを加え、よく混ぜる。

さらに酒大さじ1を加えてよく練り合わせる。

これを容器に入れ、大きい清潔なガーゼをかぶせる。

卵の入る穴を5個ほどあけ、ゆでた卵黄を1個ずつ入れる。

ふたをして保存。3、4日目から食べられます。

冷凍食品

……揚げ物は必ず〝二度揚げ〟を忘れない

ここが安心ポイント

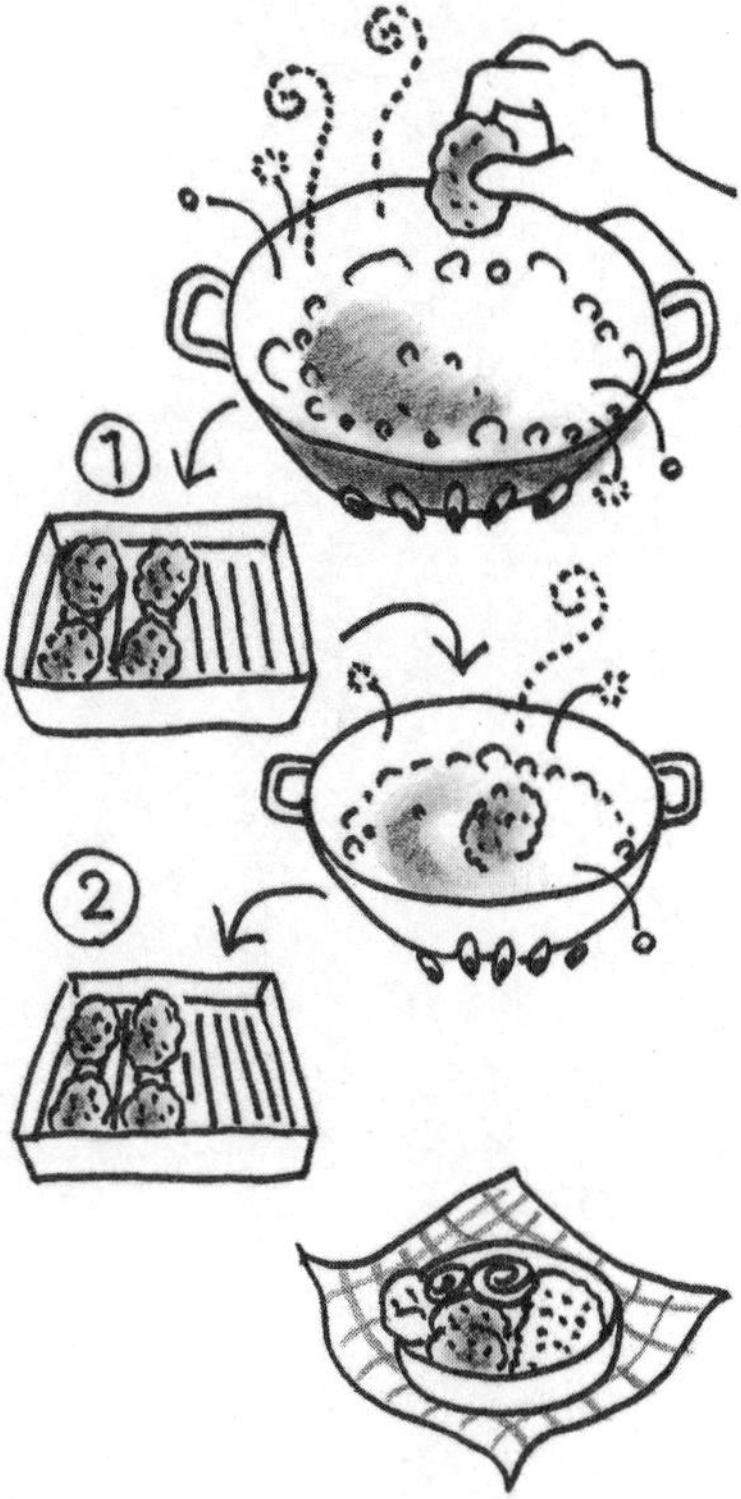

☆二度揚げして中心温度を上げ、
中まで殺菌する

冷凍食品の食材は、ほとんど中国産と思っていいでしょう。冷凍食品は、解凍がてら、サッと湯通しする。冷凍食品はゆでこぼすとやわらかくなりすぎてしまうので（冷凍前に軽くゆでてあるため）、湯通しがいい。

フライ物は、必ず二度揚げしましょう。

冷凍といっても、菌は死滅したわけではありません。生きたまま活動を停止し、いわば冬眠しているということもあるのです。調理で十分加熱すれば殺菌されますが、冷凍したまま加熱するので中心温度が上がりにくいことに注意。

たとえば冷凍のカニクリームコロッケを170度の油で5分間揚げても、中心温度は最高51度。万一、菌が入っていたら、むしろ増殖するのに絶好の条件になってしまいます。お弁当などはよくよく気をつけたい。

そこで、全部を揚げ終わったところで、もう一度揚げる。

中心温度は89度以上になり、これで殺菌は完全です。

オーブントースターで加熱するタイプのものも、きちんと中まで熱々にするのが安心のコツ。焦げるようならアルミホイルをかぶせて。

もうひとつの注意点が、保存状態。冷凍食品は、下ごしらえをしたあと、風味や栄養分をこわさないよう、マイナス18度以下に保ってあります。

一度溶けてしまったものを再び凍らせると、品質がガタッと落ちます。

そこでまず、買うならきちんと管理された店で。冷凍ケースには温度計がついているのが普通ですが、ちゃんと冷えていないところをたまに見かけます。意識してチェックしてみましょう。家まで遠い場合は、ドライアイスをもらったり、いくつかまとめて買って袋に入れる。溶けにくくなります。

添加物は、製品によってずいぶん違います。

注意して避けたいのは、「ソルビン酸K」「亜硝酸Na」「リン酸塩Na」など。特に、具がたくさん入った調理品は、添加物の表示をよく見て選ぶのが賢い。

食べかたで安心度を高める方法も。冷凍食品は、どうしても油や塩分が多くなりがちです。油の不安を解消するのが、ビタミンEやC。塩分の不安を解消するのが、カリウム。添加物を除毒するのが、食物繊維。そこでつけあわせとして、みそ汁や納豆、アボカド、キウイ、青のり、わかめ、コーンなどを。

レトルト食品……あたためたらすぐに食べること

レトルトの安全性は調理時間を基準に考えられています。あくまで食べる直前にあたためため、できあがったらすぐ取り出すのが原則。「ソルビン酸K」などの不安な添加物はなし。あとは乳化剤や糊料、天然色素などがほとんどで、そう神経質にならなくても大丈夫です。

問題を挙げるなら、アミノ酸系の調味料がほとんどのものに使われていること。アミノ酸系調味料は塩味を感じにくくするため、舌で感じるよりも実際の塩分量は多いのです。レトルトばかりだと、知らないうちに塩分過剰になりがちなのでご注意を。

また、容器の制約があるためどうしても具が小さめになる。サラダなどをもう一品プラスするなど、栄養バランスも考えて上手に利用することです。塩分過剰害を防ぐ海藻などのカリウム成分の多いものを組み入れることも大切です。

ハンバーグ

……焼く前、煮る前に熱湯に1分つけるとずっと安心

ここが安心ポイント

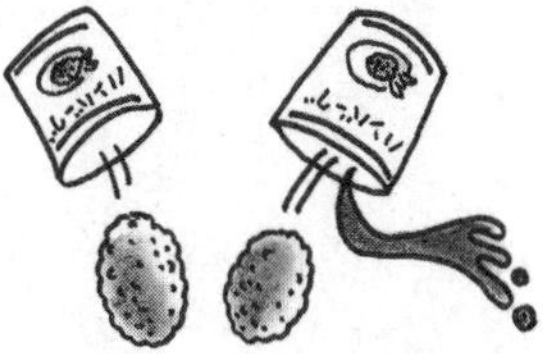

添加物がしみ出ている可能性があるソースは除く

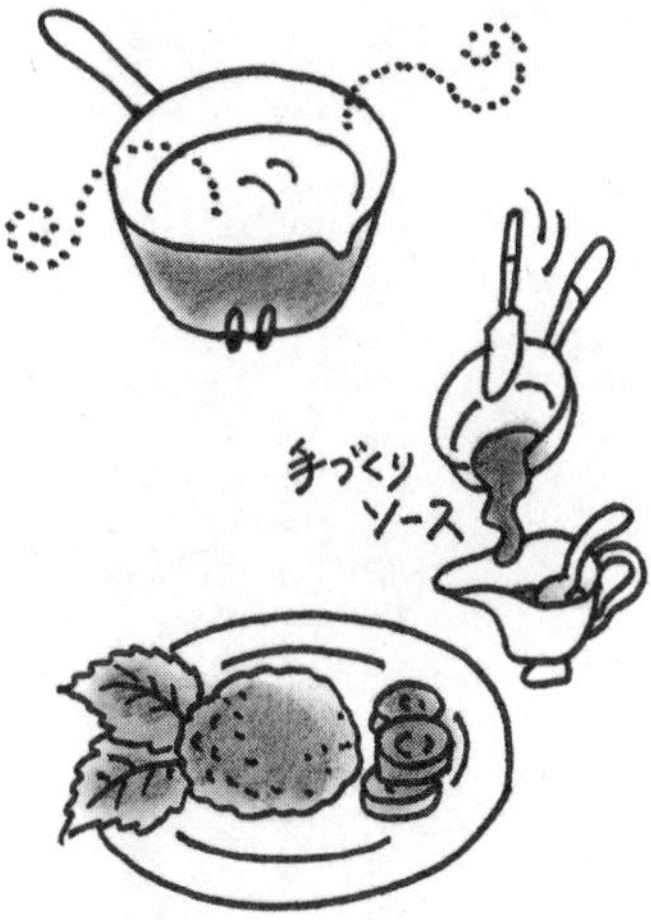

☆お湯にくぐらせることで、リン酸塩などを減らせる。ソースは手づくりのものを

食卓でも、子どものお弁当でも、ハンバーグは根強い人気。焼くだけ、熱湯であたためるだけ、電子レンジで〝チンする〟だけ……便利なものがたくさん出ています。

実はこのハンバーグ、品質には非常に差がある。最近は、無添加に近い質のよいものも出ている。よい悪いが極端なので、選びがいがあります。ちょっと大ざっぱないい方をすれば、見かけでも多少の判断が可能。いくつも束になって帯で巻いて売っているものは、添加物が多い傾向がある。キャラクターものも同様。

チェックポイントは次の2点。

「リン酸塩Na」と「粒状植物性たん白」。

不安度の高いソルビン酸Kは、幸いほとんど使われなくなりました。中には、肉、たまねぎ、パン粉、卵、香辛料と、自然の素材だけを使った優秀品もあります。ハンバーグについているソースも、トマト、はちみつ、レモンなど添加物のいっさい含まれないものもあるのです。
たとえ百点満点のものが見つからなくても、調理の工夫で安心に。

★レトルトのハンバーグ

お湯であたためて食べるタイプのもの。そのまま食べるしかないと思いがちですが、実はこんな安全策があります。

まず袋のまま熱湯に入れ、あたためたら袋から出し、別の鍋で沸騰させたお湯に1分間つける。

袋に残ったハンバーグソースは捨てます。ソースには、ハンバーグに使われているリン酸塩などがしみ出していることが多いのです。

ハンバーグを皿にとったら、手づくりソースをかけて食べる。

たとえば、フライパンにケチャップとウスターソースを入れ、あたためながら木じゃくしで混ぜるだけでおいしいソースができあがり。ケチャップにはほとんど添加物が含まれないので安心です。好みで、酒、しょうゆ、ニンニクなども入れるとよい。

★焼くだけのハンバーグ

次に、フライパンで焼くタイプ。

包装から出して、沸騰したお湯に1分間つける。ぐちゃっとなりそうですが、大丈夫。これでリン酸塩などの添加物が減るのです。

そのあと、フライパンで焼く。

ハンバーグについている別添えのソースか、手づくりソースで食べます。


ここでとっておきのソースをご紹介。

ハンバーグについているソースを利用する方法です。

ソースに、スキムミルク、レモン汁（市販のレモン果汁でもよい）を混ぜるだけ。量は、もとのソースのおよそ3分の1ぐらいずつ。

カルシウムとビタミンCが、残留している添加物の不安を消してくれます。

ベビーフード……赤ちゃんのために最低限おさえておきたいこと

スーパーに、ずらっとスペースをとってベビーフードが並んでいるところを見ると、お母さんたちの利用はずいぶん多いようです。ベビーフードだけのレストランを設けたデパートもあるとか。

種類もどんどん増え、おかゆ、野菜、果物、レバー、シチューやグラタンまで、３００種類以上出ています。うれしいことに、不安な添加物の使用はありません。

特に注意するなら、次の点です。

「ピロリン酸第2鉄」など、リンを含んだ添加物が使われているものはできれば避ける。ごく少量なので神経質になることはありませんが、多用するとカルシウム不足を招きがち。

糖分として「果糖」を使っているものよりも、「ぶどう糖」のほうがベター。

果糖はカルシウムの吸収をおさえ、体内で脂肪になりやすい傾向があります。

ともあれ、最近のものは品質がぐっとよくなったのはたしか。味のほうは赤ちゃんの意見を聞いてみないと……というのは冗談。実際は、離乳食にどんなものを食べるかで、味覚も育っていくのです。

そこで、甘味も塩味も、薄めのものを選ぶのがよい。一度、濃い味に慣れてしまうと、それが習慣になります。

業界の自主基準では、ベビーフードの塩分は0・5パーセント以下。

今ではほとんどの製品が、塩分0・25パーセント前後におさえた減塩タイプです。こうした表示を見て選ぶのもひとつの手。塩分が多くなりがちな白身魚や肉入りシチューなども、「無塩」のものが出ています。

びんやレトルトを一度開けたら、食べ残しはもったいないと思わず、捨てること。

ともあれ、手づくりの離乳食にまさるものはなし。忙しいときや外出のときなどに、質のよいベビーフードをうまく使いこなしてください。

Q 子どもがアレルギーなのですが、表示に基準はあるのですか?

A 厚生労働省は2002年に、アレルギー食品の表示を義務づけ、卵、乳、小麦、そば、落花生の5品目に、エビ、カニが追加されました。

加工食品にたとえ、ごく微量しかその成分が入らない場合でも、原材料名に「エキス含有」「5パーセント未満」というように表記はしなくてはいけません。

ほか、表示は義務づけられていませんが、次の20品目も表示が奨励されています。農産物では、大豆、やまいも、りんご、オレンジ、キウイフルーツ、くるみ、ごま、カシューナッツ、バナナ、もも、まつたけ。魚介ではアワビ、イカ、イクラ、サケ、サバ。肉では牛肉、豚肉、鶏肉。そのほか、ゼラチン。

そうざい・煮物……カルシウム、食物繊維たっぷりのみそ汁を添える

和風の煮物は「おふくろの味」の代表格。添加物など使っていない昔ながらのものをイメージしがちですが、実態はどうも違うようです。

スーパーなどの煮物のそうざいを見てみると、カルシウム不足の原因になる「リン酸塩」をはじめ、添加物がかなり入っています。

塩分が多いのもちょっと気になります。

利用するなら、みそ汁を添えるのを忘れずに。

具にはわかめやほうれんそうなどをたっぷり。カルシウムや食物繊維などの栄養分が、塩分やリン酸塩、添加物の影響を防いでくれます。

できあいの一品でちょっぴり楽をした分、手を抜かずにぜひつくってください。

そうざい・焼き物……たれに漬け直してから焼けば安心

豚のしょうが焼きや魚の粕漬けなどは、スーパーの肉売り場や魚売り場で、すでに漬け込んだものが売られています。

「あとは焼くだけ」の状態なので便利なのですが、このつけ汁や粕には、肉や魚に残留している不安物質が溶け出している可能性が大。

しょうが焼きなど、たれに漬け込んでいるものは、そのたれを捨てて、できれば自分でつくったたれに漬け直してから焼くことです。

粕漬けの場合は、粕はよく落としてから焼くようにしましょう。

ウナギの蒲焼きは、たれがかけてあるものは、お湯をかけてたれを落とす。レンジであたためたら、自家製のたれ（1対1のしょうゆとみりんに油を加える）をかける。たれが別になっているものは、自家製のたれに浸す。一度たれを捨てて、新しいたれをかけて食べる。

そうざい・揚げ物……〝天つゆに大根おろし〟なら心配ない

揚げ物のそうざいを利用するなら、つけあわせのメニューを工夫したいもの。まず、必ずみそ汁を添える。みそ汁の具は、わかめ、ほうれんそう、スイートコーンをたっぷりと。この組み合わせには理由があります。

揚げ物の不安は、古い油、脂肪分が多い、塩分が多い、の3点。この解消には、ビタミンE、食物繊維、カリウムの入ったみそ汁がよいのです。

アボカドも、つけあわせに最適。ビタミンEが多く、体内で脂肪の過酸化脂質がつくられるのをおさえるビタミンCも含まれています。食物繊維もたっぷりです。サラダにしたり、わさびじょうゆで食べるなど、工夫してください。

アボカドのカロリーが気になる人は、ビタミンCの多いキウイでもOK。

天ぷらのつゆには、大根おろしを添える大根おろしのビタミンCが、天ぷらの油を体内で早く分解し、過酸化脂質の抑制に役立ちます。

6

主食

添加物も「表示とお湯の使い方」で大丈夫です

米は炊く前に
水を交換、

めんのお湯は
一度捨てる…

ＪＡＳ法の改正で生鮮食品に品質基準が義務づけられました。野菜、果物、精米、豆類などには名称と産地が表示されます。

選ぶなら「〇〇県産」よりも「●●町産」など、原産地表示が詳しいものを。人気のブランド米は大量生産のため農薬の使用が増えますし、古米には病虫害を防ぐくん蒸剤が残留する心配があります。米、パン、麺類…毎日欠かせないものだから少しでも安心して食べたいものです

「米」……炊く前に一度水を取り換える

ここが安心ポイント

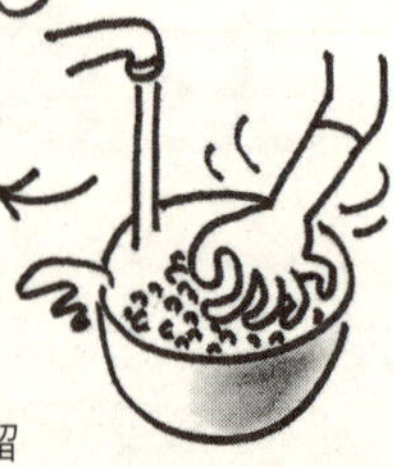

①洗って水につける

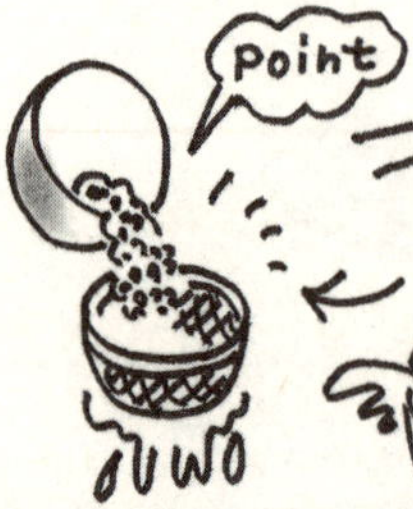

②つけおきの水に残留
農薬が溶け出すので、
いったん水を捨てる

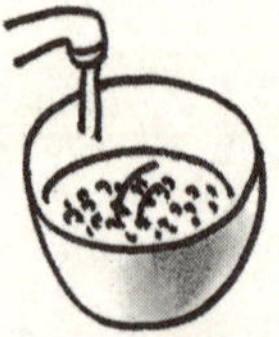

③もう一度水を入れる

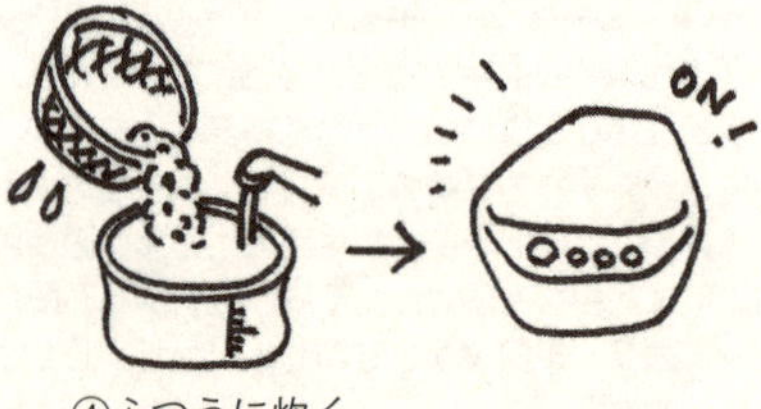

④ふつうに炊く

「魚沼産」と銘打ったコシヒカリがちょっと考えてもあり得ないほどの量が出回っていたり……、いまや「銘柄米表示」をそのまま信用する消費者は少ないでしょう。

最近は新銘柄も増えてきました。特にスーパーなどでは新銘柄米の売り出し期間にはよい米を売ります。自分が食べておいしいかどうかで選ぶに限ります。

さて、米について不安要素があるとしたら、残留農薬やダイオキシンの問題ですが、まず気にしなくて大丈夫。というのも、汚染される部分はモミや外皮(ぬか)が主で、いずれも精米の段階でほとんど取り除かれるからです。

念には念を入れたい方に、ちょっとしたコツをご紹介。炊く前の手順です。まず、とぐ回数などは普通でよい。かつて調べたことがありますが、2回水をかえてとぐことで、残留した物質があっても6割は除去され、それ以上は何度繰り返しても効果は変わりません。

といだあと、そのまま水につけておくと、残留物質の残りはつけおき水に出てきます。夏場なら30分、冬場は1時間~1時間半つけておくのがよい。

つけおき水を捨てたら、米とほぼ同量の新しい水を入れて炊きます。

通常は米の2割増の水を入れて炊きますが、つけている間に米が水を吸う量がほぼ2割にあたるので、同量の水で炊けばちょうどよいのです。

講演で若い人からときどき質問されるのが「レトルトごはん」について。

かつては、リジンなど少々不安な保存料入りのものが多かったのですが、最近のレトルトごはんは、保存料は使っていません。安心して食べて大丈夫です。

もうひとつ質問が多いのは「無洗米」です。とがずに炊けて手軽、水を大量に使うことがないので「環境にもやさしい」をキャッチフレーズにしています。

無洗米をつくるには、ぬかの部分を、粘着性のぬかに吸着させる方法と、ブラシをセットした機械で水を使って洗い落とす方法とがあります。特に後者はエコ米と言えるのか、考えさせられます。製造過程が企業秘密なのも、安全性の面からいま一つ信頼感に欠けます。古米臭はぬかにあるため、無洗米だと古米を混ぜて新米と表示されてもわからない面もあり、ちょっと要注意。

おにぎり・すし……"一緒に食べるもの"をひと工夫

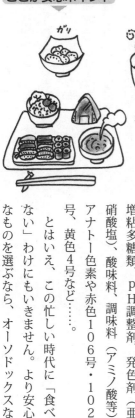

ここが安心ポイント

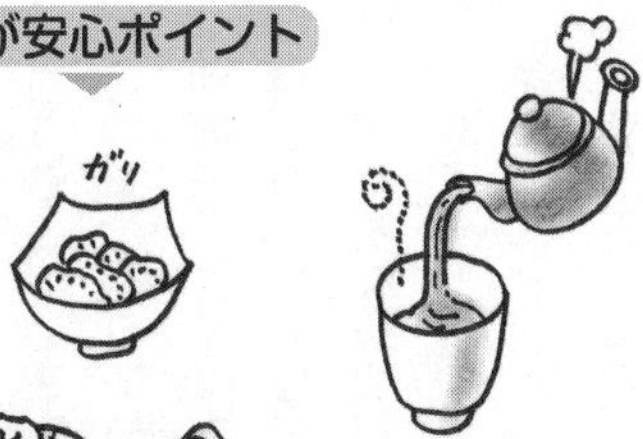

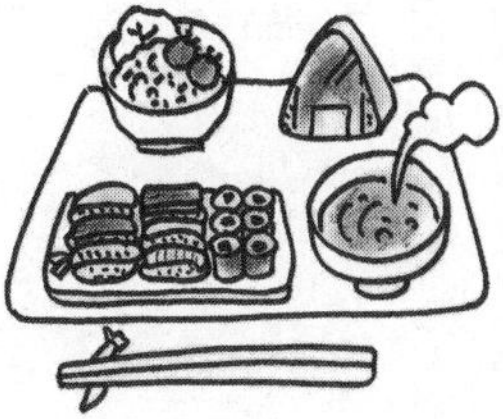

☆ポテトサラダ、みそ汁、お茶、ガリには、添加物の害を減らす効果がある

コンビニやスーパーでもおなじみで便利ですが、添加物の不安が大きいのも事実です。保存料（ソルビン酸K）、甘味料（ステビア、甘草、ソルビット）、増粘多糖類、pH調整剤、発色剤（亜硝酸塩）、酸味料、調味料（アミノ酸等）、アナトー色素や赤色106号・102号、黄色4号など……。

とはいえ、この忙しい時代に「食べない」わけにもいきません。より安心なものを選ぶなら、オーソドックスな梅干し・おかかのおにぎり。おおざっぱな法則として「具や味に凝ったものほど、添加物も多くなる」と考えておくほうがよいのです。

もうひとつおすすめの対策は、おにぎりでも、すしでも、「あと2品加える」ことです。その2品とはずばり、わかめのみそ汁、ポテトサラダ。

別のみそ汁やサラダでもよいのですが、ベストを選べばこうなります。

わかめの水溶性食物繊維・カルシウム、そしてポテトのビタミンC・食物繊維が、不安な添加物を吸着して体外に排出したり、有害性を打ち消す作用をしてくれます。手づくりがベストですが、インスタントみそ汁だって、十分です。

食後にお茶を飲めば、さらによい。緑茶には、添加物によって体内で発生した活性酸素の害を消す、カテキンという成分が豊富に含まれています。

なお、すしにつきもののガリ（酢漬けショウガ）も、安心作用が高いのです。ショウガオールという成分はがん予防に効果を発揮し、さらに免疫力をアップするファイトケミカルも含んでいます。おすし屋さんにはアガリ（お茶）とガリがつきものですが、生の魚を食べる日本人の、昔からの知恵です。

持ち帰り弁当

……サイドメニューの工夫で安心度はグンとアップ

ここが安心ポイント

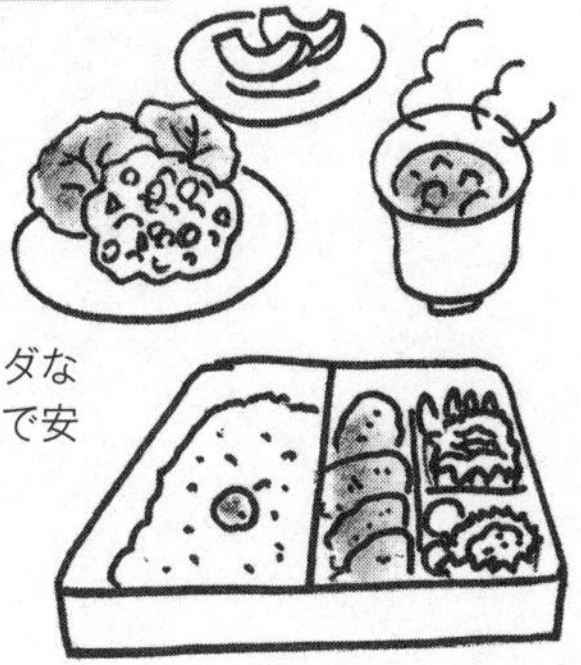

☆みそ汁やサラダなど食べ合わせで安心度を高める

種類は数々あれど、一番安心なのは幕の内弁当です。

カツ、唐揚げ、ハンバーグなどをおかずに入れた弁当は、脂肪分が多い。しかも油の質がよくないものがけっこうあります。

のり弁、しゃけ弁、カレーなども、揚げ物主体の弁当と同じく、濃い味で塩分が高め。とにかく全体を見渡して、野菜不足です。

その中で、もっとも栄養のバランスが取れているのが、幕の内なのです。

食品添加物も、弁当のおかずにかなり使われています。「ソルビン酸K」「亜硝酸Na」「リン酸塩Na」「コチニール色素（別名カルミン色素）」などの添加物なしの弁当を探すのはまずムリなので、ちょっとでも少ないものを選ぶことです。

しょっちゅう弁当を買う、という人に、不安解消のアドバイスをいくつか。まずは、弁当だけでなくみそ汁やサラダを一緒に食べる。職場でのお昼なら、インスタントみそ汁で十分です。

びん入りの青のりやゆかり（赤しそ）、すりゴマを常備しておき、弁当にふりかけるのも賢い方法。青のりには、メチオニンという解毒作用が、赤しそにはアントシアニンという抗がん性や免疫力アップの働きがあります。

食後にりんごなどを皮をむいて食べるのもおすすめです。ペクチンが有害物質を吸着して対外へ排出してくれます。

こうした工夫で、脂肪や添加物の害を防いだり、栄養のバランスもよくなります。どれかひとつだけでも心がければ、安心度はぐっと違うのです。

食パン……「パンはいつもトースト」の人は大丈夫

ここが安心ポイント

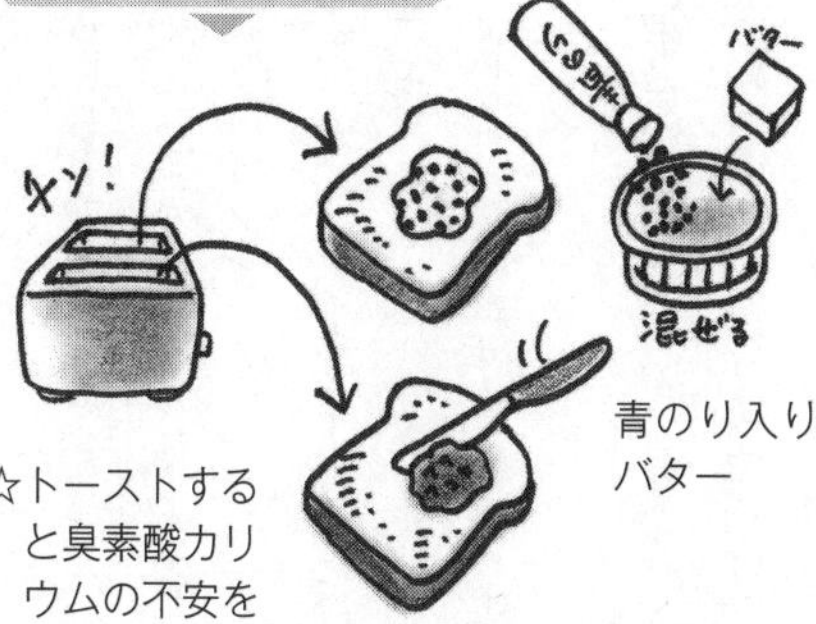

青のり入りバター

☆トーストすると臭素酸カリウムの不安をなくせる

ジャムならりんごジャムがおすすめ

安心なパンを買うポイントは、原材料に「ビタミンC」あるいは「V・C」と表示してあるものを選ぶこと。これに尽きます。

ビタミンCを使っていない場合、イーストフードの成分に臭素酸カリウムが入っている可能性があるから。臭素酸カリウムには発がん性の不安があるため、最近はビタミンCで代用しているのです。

第1の工夫はごく簡単。トーストし

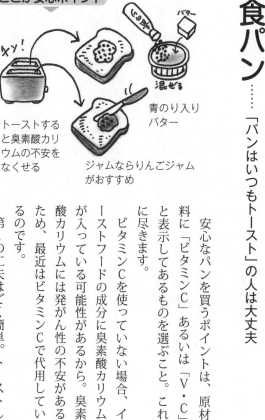

て食べることです。

もしも臭素酸カリウムが入っていても、トーストすればぐっと安心に。というのは、熱を加えると臭素カリという無害の物質に変わるからです。

市販のパンは、ほとんど「イーストフード、ビタミンC」となっていますが、たまに「イーストフード」だけでビタミンCの表示がないものも……。念のためチェックを。

最近は「天然酵母」を使ったパンも見かけます。こちらは比較的安心です。

第2の工夫は、いつものバターの代わりに「青のり入りバター」。バターに市販の青のりを混ぜ込むだけ。ちょっと意外な取り合わせですが、香りがよくておいしい。青のりは、乳化剤などの添加物の害を減らす効果があります。

りんごジャムもおすすめ。りんごのペクチンには、除毒の働きがあります。「にんじん入りりんごジャム」は、ビタミンAの解毒作用も加わって二重マルの不安解消ジャム。ぜひつくってみてください。

Ⓠ パンに使う小麦の残留農薬は大丈夫？

Ⓐ 小麦のほとんどは外国産。ポストハーベストが心配になるのも無理はありません。

ただ、市販のパンは、ほとんどが「一等粉」を使っています。小麦の外皮に近いところを除き、中のほうを原料にした小麦粉です。ポストハーベストの農薬は、残留してもほとんど外皮の部分だけ。だから、まず心配はありません。

なお全粒粉を使った茶色いパンは、食物繊維が農薬の害を防いでくれます。

サンドイッチ

……お茶・紅茶・コーヒーなどと必ずセットで

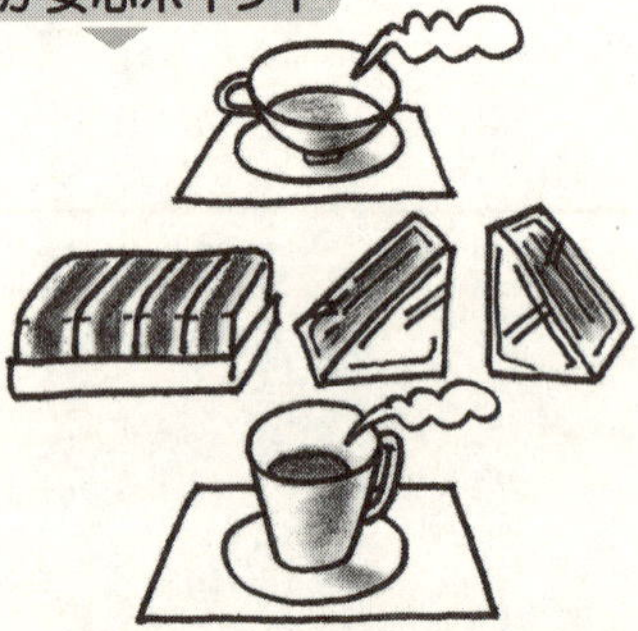

☆日本茶のカテキンなどが添加物の害をおさえてくれる

コンビニやスーパーで手軽に入手する昼食やおやつといえば、サンドイッチも人気。具だくさんで、種類もいろいろ。栄養バランスがとれる気がするかもしれません。

でもちょっと包装の裏を見て、原材料名をチェックしてみましょう。不安な添加物のオンパレードです。

私だったら……サンドイッチは自分でつくります。サンドイッチ用のパンに、添加物の心配がない自家製の具をはさんで食べるのが、やはり一番安心でおいしい。ちなみに野菜などの水分をパンが吸いこむと食感が台無しですから、パンの表面にはカラシバターを塗るのがコツです。

とは言え、忙しい毎日ではなかなかそうもいかないでしょう。

手軽なコンビニのサンドイッチをなるべく安心に食べるには、紅茶やコーヒーを一緒に飲むことです。

日本茶のカテキンと同様に、紅茶にはテアルビジンやテアフラビン、コーヒーにはクロロゲン酸という成分が入っています。

いずれも、添加物を体内に取り込むことによって発生する活性酸素の害をおさえ込んでくれます。

近ごろは、飲料も非常にさまざまな種類がありますが、「添加物に対抗するには、なるべくシンプルな、お茶・紅茶・コーヒー」と覚えておけばいいでしょう。

菓子パン

……買って一番安心なパンはどれか

クリームパン、チョコパン、カレーパン、ピザ風パン、デニッシュ……数ある菓子パンの中で、一番安心なものといったら？

何といっても「あんぱん」です。できればこしあんでなく小倉あんのものがよい。小豆には防腐作用があるため、保存料を添加する必要がありません。さらに小倉あんは食物繊維たっぷり。保存料以外の添加物が使われていても、食物繊維が体外に排出してくれます。

でも、こればかりは好みの問題。あんぱんよりも、チョコパンやカレーパンに目がない、という人だっているでしょう。

そこで、選ぶときは、次の添加物を要チェック。

保存料の「ソルビン酸Ｋ」が使われていないものがよい。

ソルビン酸Ｋは、パンの中身のクリームやチョコなどの腐敗を防ぐための添

名　　称	菓子パン	品　　名	クリームパン
消費期限	表面に記載	内容量	1個
原材料	フラワーペースト・小麦粉・砂糖・鶏卵・ショートニング・脱脂粉乳・イースト・マーガリン・食塩・乳化剤・イーストフード・保存料（ソルビン酸K）・カロチン色素・酸味料・増粘多糖類・香料・ビタミンC		

☆要チェックは保存料のソルビン酸K

加物で、多食すると染色体異常を起こすおそれもあると言われます。

不安だからもう二度と食べない、なんて心配しすぎることはありません。大好きなものなら、たまにはいいのです。大事なのは同じようなものばかりとりすぎない、というバランス。

それと、細かいことを気にするあまり過剰に神経質になる人も多いようですが、これも要注意。私は毎日ワハハと大きな声で笑うことを日課にしています。笑いは免疫力を高めます。

食に気をつけると同時に、少しくらい体に悪いものが入ってきても抵抗できるだけの免疫力の高い体づくりも大事なのではないでしょうか。

うどん……具にわかめを入れると、解毒効果あり

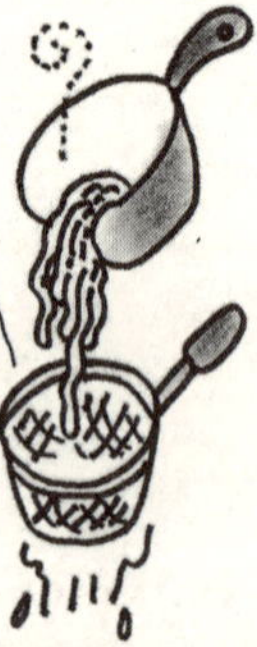

①めんをゆでたら添加物が溶け出ているゆで汁を捨てる

ここが安心ポイント

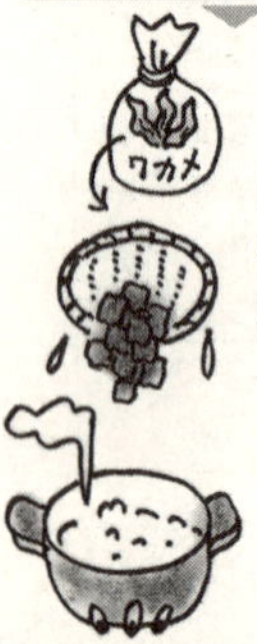

具には添加物の吸収をおさえるわかめ

②別の鍋でつくったつゆに入れる

ゆでて袋につめたうどん。

選ぶなら、「リン酸塩Na」「メタリン酸塩Na」などを使っていないものを。

近ごろのうどんは、ほとんどが外麦を使っています。国産小麦に比べて弾力や伸びがないため、リン酸塩でシコシコした歯ざわりをつけたものをよく見かけるのです。

調理のポイントは、一度ゆでこぼして使うこと。

これでめんの添加物も出ていきます。外麦は、収穫後に保存や防虫のための農薬、いわゆる「ポストハーベスト農薬」を使うことが多い。けれどこうした残留農薬も、うどんの製造工程でほとんど流れ出してしまう上、ゆでこぼせば、不安は解消です。

冷やしうどんの場合は、当然ゆでこぼして流水で冷やすので問題なし。温かいうどんも、最初からつゆの中で煮込まず、別の鍋でゆでたものをつゆと合わせます。

うどんすきや鍋焼きうどんも、袋から出してそのまま煮込まないこと。一度サッとゆでこぼすか、せめてお湯をかけてから使うほうが安心です。

うどんの具には、「わかめ」をぜひ。

わかめの食物繊維が、添加物の吸収をおさえ、体外への排出を助けます。わかめはカルシウムも多く含むため、もしも添加物としてリン酸塩が使われていても、カルシウムバランスを取り戻してくれる効果が。

なお、「カレーうどん」「たぬきうどん」など、便利なものは具も調味料もついている分、添加物も多いと見るべき。面倒でも、手づくりにまさるものはないのです。

ちなみに、うどんにしろそばにしろ乾めんのほうが不安はありません。ゆで時間がかかる分、ゆでこぼしが十分できる。よけいな添加物が使われていても、ほとんどお湯の中に流れ出てくれます。

そのため、選ぶ際に原材料表示などを気にしなくても、不安はありません。乾めんをそのままつゆで煮込む人はいないと思いますが、念のため言っておくと……ゆであがってからザルにあげ、つゆと合わせるのが鉄則です。

当然、ゆでたお湯は捨てます。

そば……ゆで汁を捨てれば心配なし

ここが安心ポイント

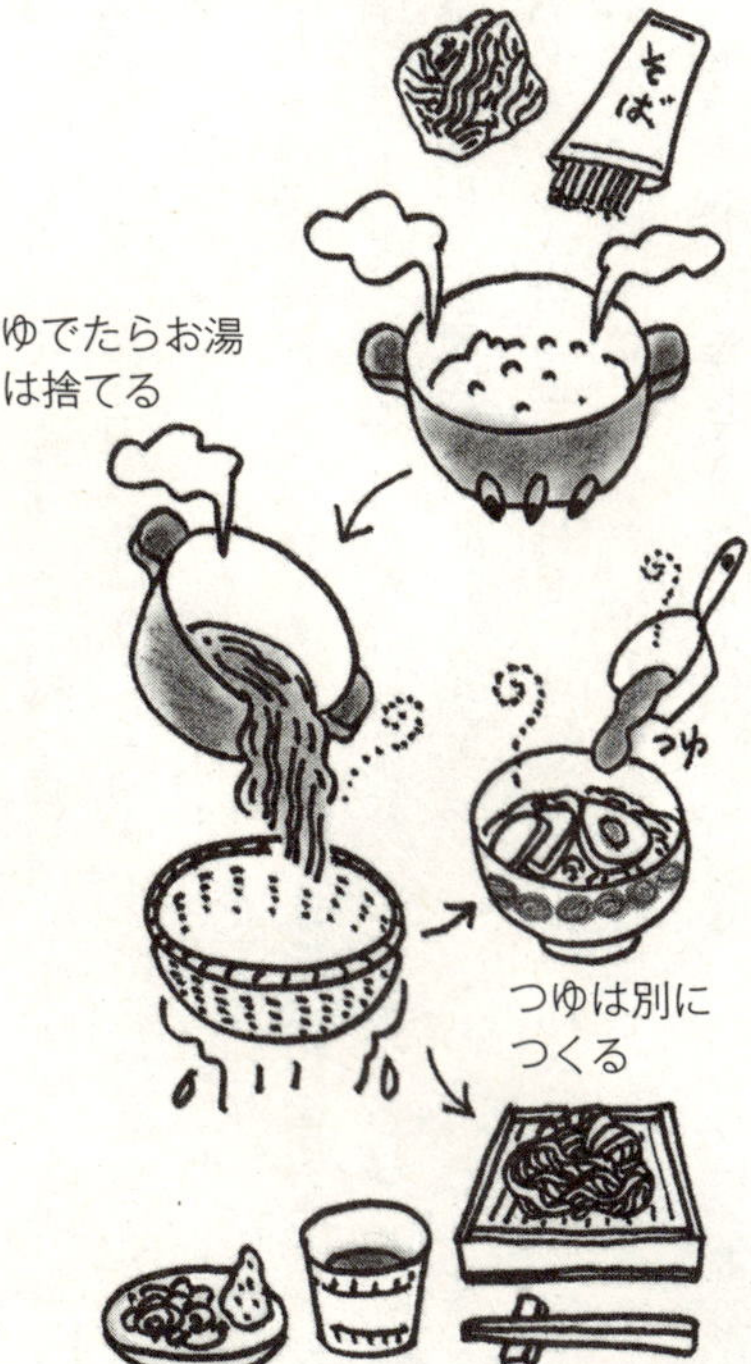

☆ざるそばならゆでこぼすから安心。
汁そばも、一度ゆでこぼすことでめんの添加物が落ちる

そば粉も、全消費量の9割以上は輸入もの。けれども〝更科〟〝信州〟など、国内産の表示になっています。これは、食品の「原産国」とは、「内容について実質的な変更を加えた国」ということになっているから。そば粉は外国産でも、粉をこねてそばにしたのが信州なら、国内産のそばになるのです。

本当の意味での国産を食べたい人は、「国内産そば粉を使用」と表示したものを探すことです。けれど、そんなに神経質にならなくても、残留農薬などの心配は製造過程や調理法で解消できます。

調理のポイントは、ゆでこぼし。ゆでたら、そのゆで汁は捨てる。

ざるそばなら、ゆでてザルにあげるので、その点は合格。

ゆでめんを使ったざるそばなどには、刻みのりの代わりに「青のり」を。

青のりに含まれている「ジメチル・ベータ・プロピオテフィン」という物質が添加物の害を減らす働きをもっていると言われています。

さらに、青のりにはカルシウムと鉄分もたっぷり。リンとカルシウ
ンスの崩れや、鉄分吸収の阻害など、リン酸塩の悪影響を防いでくれます。

中華めん……めんとスープは別々につくること

ここが安心ポイント

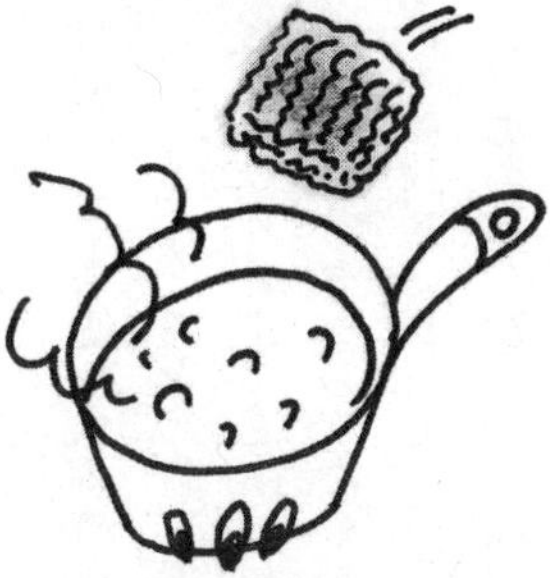

☆めんをゆでると添加物が
お湯に溶けだす

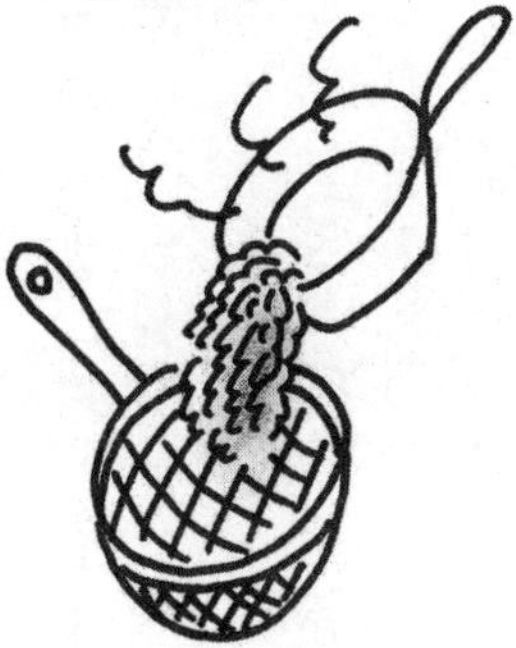

ゆでたお湯は
必ず捨てる

生めんも、即席めん（インスタントラーメン）も、スナックめん（カップめん）も、以前に比べるとずいぶん品質が良くなりました。

リン酸塩（Na）の表示がないものを。

ちくわやハムにも使われる結着剤・品質改良剤で、歯ごたえをよくするためのもの。たくさんとると、骨に悪影響が出るといわれています。

プロピレングリコールも生めんなどにときたま使われていることもある。ギョーザやワンタンの皮にも品質保持剤として入っていることが多い。腎臓障害などの危険がいわれているため、これも表示に注意を。

もうひとつのポイントは、油揚げめんか、非油揚げめんかです。

使われている食用油が、抽出法によって作られた植物性油の場合、トランス脂肪酸の問題があるので、非油揚げめんのほうが不安が少なくなります。

少しでも安全に食べるには、めんをゆでこぼすこと。添加物がお湯に溶けだして減るだけでなく、食用油も減り、トランス脂肪酸の不安も減りますし、たとえリン酸塩が使われていても減らせます。大量にとると消化管の粘膜を傷めるといわれているかんすいもかなり減少します。私がやった、ゆで汁のテストでは、1回目のゆで汁と2回目のゆで汁では10倍の差がありました。

生めんの場合、スープをめんとは別々に作るように書いてあるものが多いですが、ゆでたお湯にスープの素を放りこむインスタント式のものも。

あえて表示の「作り方」にさからって、スープは別に作る方がかしこい。

ラーメンの具に、何をおいてもゼッタイ加えてほしいのが次の3つ。

それは、「わかめ」「焼豚」「ニンニク」の3点セット。

わかめの食物繊維は、体内に入った添加物を吸着して外に出してくれます。アルギン酸は、ラーメンに多い塩分の害を防ぎます。「塩蔵わかめ」も塩抜き時に不安物質を減らせますから、特に心配ありません。

もうひとつ気になるのはでんぷん。糖分過剰で肥満にならないためにビタミンB_1の補給が必要です。そこで、焼豚とおろしニンニクのコンビを。ニンニクの硫化アリルがビタミンB_1の働きを助けます。

6 主食

カップめん……3分待たずにお湯を替える

ここが安心ポイント

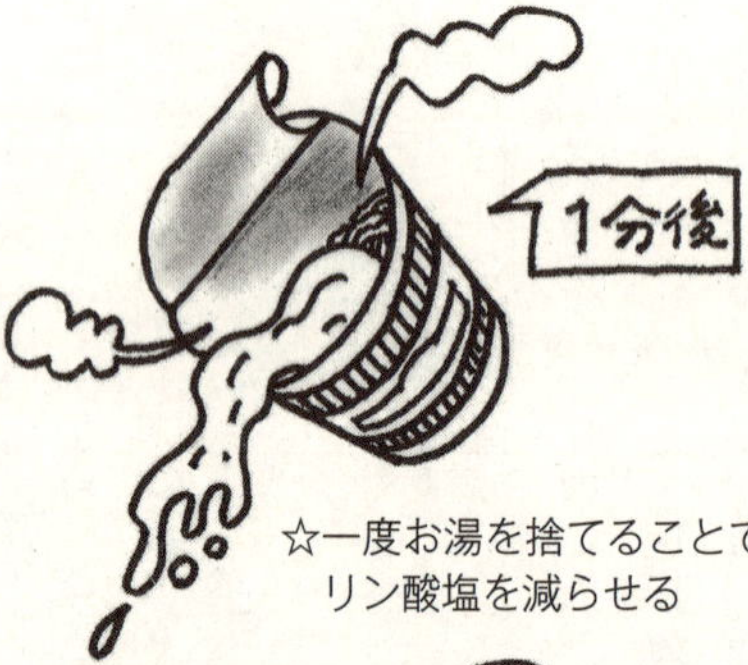

☆一度お湯を捨てることで
リン酸塩を減らせる

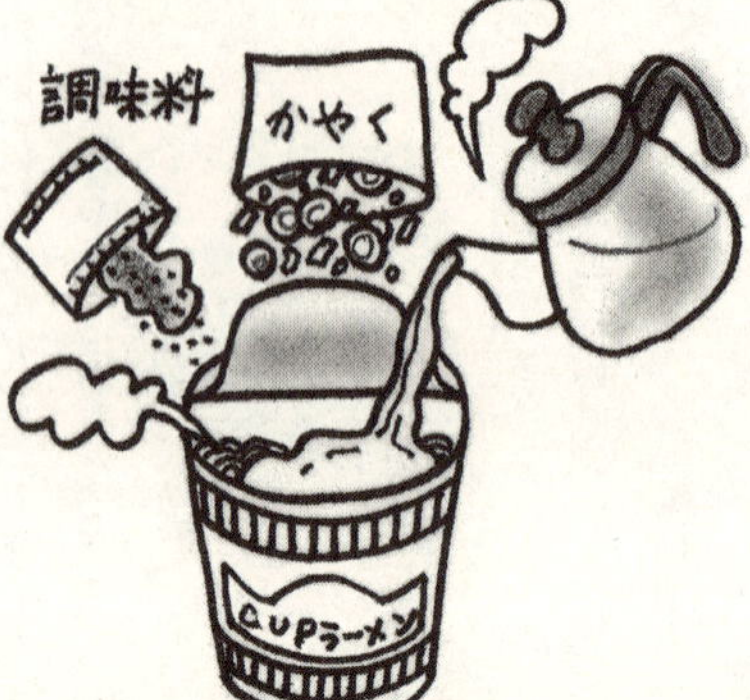

新しいお湯と調味料など
を入れれば安心

調理のポイントは「ゆでこぼす」こと。

鍋でゆでろというわけではありません。

カップに熱湯を注いで1分おいたら、いったんお湯を捨てる。

そのあとで「かやく」「調味料」などを入れ、再びお湯を注いで、表示された時間まで待てばできあがり。


このごろは、めんとは別にかやくや調味料が包装されたものがほとんど。このタイプなら、ゆでこぼしが可能です。

「わかめ」を具にして加えるのもオススメです。


最近ではかなり改善されてきたカップめんですが、それでもちょっと気をつけたいのが、「リン酸塩Na」や「コチニール色素（別名カルミン色素）」。

原材料表示を見て選ぶなら、このふたつが入っていないものを。

リン酸塩はそれ自体が「毒」というわけではありません。

たくさんとると、体内のカルシウムとリンのバランスを崩してしまい、カルシウム不足を招きます。骨を弱くしたり、貧血の原因にも。

リン酸塩Na、ポリリン酸塩Na、メタリン酸塩Naなどが同じ仲間。加工食品に広く使われているからこそ、とりすぎないよう注意したいのです。

一方「コチニール色素（別名カルミン色素）」は、エンジ虫から抽出した天然の着色料。天然の着色料は安心なものが多いのですが、これだけは例外。発がん性の不安ありとのデータも出ています。タバコの煙の危険と比べたら問題になりませんが、とらないにこしたことはない。

なお、カップめんには植物油脂が使われているものが多いのですが、トランス脂肪酸の不安が言われているので、この植物油脂が使われていないものがあれば、ベストです。


ちなみに、カップめんの容器についている「JAS標準」「JAS上級」というのは、めんの質ではなく、「かやく」の量の違いです。「標準」はかやくの重量がめんの6パーセント以上、「上級」は15パーセント以上です。

スパゲティ

……「チーズをふりかける」には意味があった

ここが安心ポイント

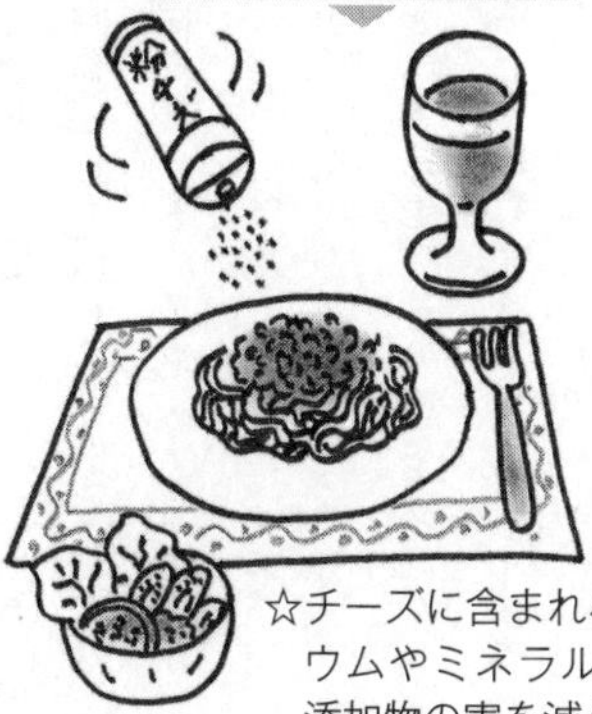

☆チーズに含まれるカルシウムやミネラルなどが、添加物の害を減らす

シコシコしてこしの強い、「デュラムセモリナ100パーセント」のものが増えました。

デュラム小麦をあらびきした小麦粉のことで、「セモリナ」とは、あらびきという意味。デュラム小麦はもともとイタリア産ですが、最近ではアメリカ産、カナダ産も増えてきています。

添加物の心配もご無用。

最近のスパゲティは、ゆで時間が1〜10分くらいものまで、さまざまな種類がありますが、1分でもゆでることによって、余計なものがお湯の中に溶け出すということに変わりはありません。

有害物質を減らすということは、ゆで時間とはあまり関係ありません。ゆで時間が短いものでも、大丈夫です。

ゆでて売っている袋入りスパゲティを選ぶ際は、リン酸塩を使っていないものを。さらに、そのままフライパンで炒めたりせず、一度ゆでこぼせば安心。長く鍋の中に入れているとクタクタになってしまいますが、サッとお湯を通すだけでも違います。

それから、ごくごく手軽な防衛法もある。

粉チーズをふりかける。好みで自然と使っている人が多いでしょうが、実はチーズはカルシウム、ミネラル、ビタミンA、Bなどの成分が豊富。これが添加物の害を減らすことに効果大なのです。

シリアル食品……牛乳をかけることのメリットを知ってますか

いわゆるコーンフレークなどのシリアル食品、忙しい朝のメニューとしてすっかり定着しました。使われているのは乳化剤、酸化防止剤（ビタミンＥ）、ｐＨ調整剤など、いずれも問題ありません。

ところが近年では、遺伝子組み換え食品の不安が出てきました。食品表示の「コーングリッツ」というのは、とうもろこしの粉の一種です。ということは、材料となるとうもろこしが遺伝子組み換え食品かもしれないという不安があるのです。安心なシリアル食品は、オーツ麦主体のものです。

欠点を挙げるなら、カルシウムやたんぱく質が不足しがちなこと。だから、牛乳をたっぷりかけて食べるおなじみの方法。やっている方は多いと思いますが、これがおいしいだけでなく、栄養バランスのためにもいいのです。オムレツや果物などもつけあわせれば、さらに万全。

6　主食

包装もち……こだわる人はこのマークを選ぶ

「もち米100パーセント」と表示してあるのに、うるち米やもちとうもろこしのコーンスターチを混ぜたもちがあります。実は、このほうがかえって歯切れがよくておいしいという人もいるぐらい。安全性にも問題なしです。

名実ともにもち米だけのもちを選びたいなら、「国内産水稲もち米100パーセント」の表示と「全国餅工業協同組合」のマークがついたものがおすすめ。

昔のもちはすぐカビてしまったのに、最近の市販のパック生切りもちは、本当に〝もち〟がいい――「保存料を入れているのでは?」と質問してくる方がよくいますが、保存料は使っていません。真空パックしたあと、120度近くで殺菌しているため、保湿剤の水飴を添加しているぐらいです。

☆このマークが国内産もち米100%の目安

7

調味料

「製造方法、ラベル」から
安全なものを見抜く知恵

「うす口＝塩分控えめ」
「ノンオイル＝ヘルシー」
とは限らない

お店選びも大切です。パック表示に「無漂白」「無着色」「特選」「極上」「完熟」などの強調表示やキャッチフレーズ表示が目立つ加工食品が多いお店はダメ。

ところで、製造年月日が表示されている商品。いまは表示義務がないのに、あえて表示しているということは、その食品の表示は信頼できると考えられるので、こういう商品や、食品添加物表示の数が少ないものが多いお店というのもポイント。

しょうゆ……市販品ならまず安心、なぜか

ここ数十年で、しょうゆぐらい味が変わったものはない、と言ってよさそう。

最近のしょうゆに慣れた若い人にはピンとこないでしょうが、「うまみ」が濃くなった。つまり、味にコクが出たのです。

うまみ成分は、40年前には1パーセントぐらいだったのが、現在では1・6パーセント前後。ほとんどのしょうゆがＪＡＳ規格でいう「特級」の部類に入ります。

原料も変わった。以前は大豆カスの脱脂大豆と呼ばれるものが主でしたが、今ではまるごとの大豆を使ったものが主流です。

でも、コクがありすぎて野菜などの素材の味が生きない、という声も。

安全性はどうでしょうか。

原料の多くは、遺伝子組み換え大豆が使われている可能性が大です。

しかし、発酵する過程でたんぱく質が分解されてしまうという理由で、遺伝子組み換え大豆使用の表示はしなくてもよいことになっています。また、たんぱく質が分解されているので、安全には問題はないと言われています。

「国産大豆100パーセント」と明示されている場合には、少なくとも大豆は遺伝子組み換えではありません。

また、有機しょうゆであれば、遺伝子組み換え大豆は使われていません。

Q しょうゆの「本醸造」って何?

A しょうゆを大量生産するときは、アミノ酸液を加えることが多い。こういう添加物を入れずに、麹菌と酵母だけで醸造したものを本醸造というのです。だからそれだけ質はいい。

なお「だし入りじょうゆ」は糖分が多いことがあるので栄養成分を確かめること。

減塩しょうゆ

……「減塩」と「うす口」の違い、知ってますか

ふつうのしょうゆは塩分が16〜18パーセント。約半分の9パーセント程度に塩分を控えたのが「減塩しょうゆ」です。塩分が気になる人は「低ナトリウム食品」のマークがついたものを選ぶのもよいでしょう。

「うす塩」「あさ塩」「あま塩」は、いずれも塩分が11〜14パーセント程度。普通のしょうゆと減塩しょうゆの中間です。

Q 「うす口しょうゆ」も塩分が少ない?

A うす口というのは、「色が薄い」しょうゆのこと。吸い物などの見た目をよくするのに役立ちますが、塩分は普通のしょうゆより2パーセントほど高い。減塩を心がけるのなら、「減塩しょうゆ」や「うす塩しょうゆ」などを。

みそ……毎日のものだから基本を知っておく

みそは、日本の食生活に欠かせない伝統的な加工食品。添加物の不安はまずありません。ごくたまに、漂白剤の「亜硫酸Na」「次亜硫酸Na」を使ったものも。これは避けたほうが無難です。

昔のみそより今のみそがカビにくいのは、加熱殺菌法や、アルコールを使っているため。もともと、みそはアルコールを含みますが、さらにアルコールを添加して保存料代わりにしているのです。アルコール分は2パーセント程度。加熱すればとんでしまいます。

原料の大豆はほとんどが輸入大豆。残留農薬を心配する人もいますが、製造の過程でほとんどなくなるのでまず大丈夫です。

なお、選ぶときに大切なのは、パッケージの表示の〝見抜き力〟です。「国産大豆使用」とあっても、実際は輸入大豆も合わせて使っている場合がほとんど。残留農薬などは製造過程でほとんど取り除かれますが、遺伝子組み換え大豆が含まれているかもしれないという不安が残ります。

そこで「国産大豆100パーセント」のものを選べば大丈夫です。

みそ汁が、日本人の塩分過剰の原因のように言われたこともありました。が、今は、辛口みそでも12~13パーセントぐらいとかなり塩分がおさえてあります。

気になる人は「うす塩」「減塩」などと表示されたみそを。

ただし同じうす塩でも、実際の塩分には開きがあります。できれば成分表示も確かめて、10パーセント前後のものを。

Q 「天然醸造」「純正」……何が違う?

A 自然の気温で1年ぐらいかかって発酵させるのが天然醸造。でも実際は、3ヵ月ぐらいの「速醸法」がほとんどで、本物の天然醸造がどれだけあるかギモン。防腐剤や漂白剤をいっさい使わないものを純正と呼ぶようですが、それなら今のみそはほとんどが純正。添加物はまず使っていません。

わが家でつくれる無添加食品

手づくりみそのつくりかた

❶市販みそ5に対し市販の米こうじ1の割合で混ぜ、手づくりだし汁で一般のみそのかたさまで混ぜあわせる

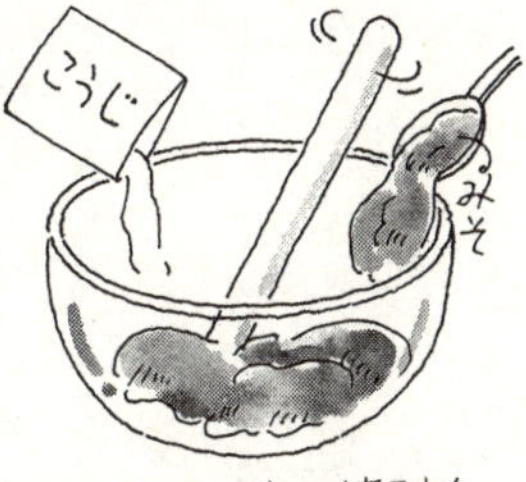

❷ビンに詰め、上に焼酎をぬり、ラップでおおって一カ月位、冷暗所におく

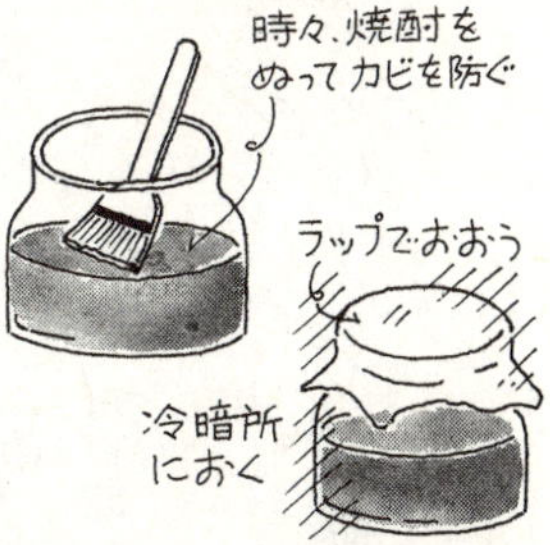
時々、焼酎をぬってカビを防ぐ
ラップでおおう
冷暗所におく

❸この間、2～3日おきに電子レンジで30秒あたためる

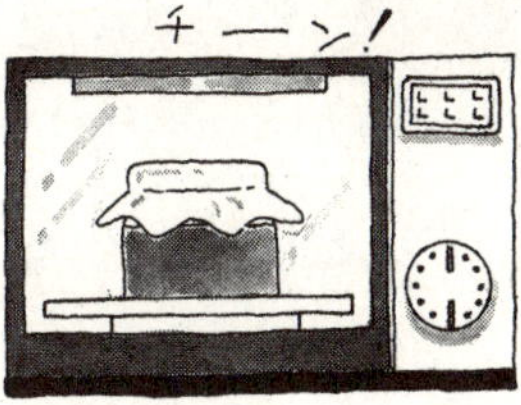
チーン!

材料

みそ5：こうじ1
（市販のもの）
だし汁

手っとり早く、おいしい手づくりみそのできあがり!

だし入りみそ……心配な塩分も具で解決できる

みその減塩が進んだ中で、ちょっと塩分が高めが「だし入りみそ」。だしと言っても、かつおぶしや煮干しだけでなく、アミノ酸系のうまみ調味料がかなり使われています。

アミノ酸系調味料は塩味を感じにくくするため、舌にちょうどよい味を出すには、どうしても塩をたくさん使うことに。毎日飲むみそ汁だけに、やはり気になります。

だしは自分でとるのがやっぱり一番。調味料を添加しない天然だしのティーバッグなら手軽です。鍋に放り込んで数分煮立てて取り出すだけ。

だし入りみそを使うなら、意識してうす味に仕上げるか、わかめ、とろろこぶ、さつまいも、じゃがいもなどを具に加えると安心。

即席みそ汁……大事なのは具の選び方、これで安全度が変わる

お湯を入れてかき混ぜるだけの即席みそ汁。

コンビニなどでけっこう売れているようですが、ほとんどのものがアミノ酸系調味料を使っていて、塩分が濃いめなのがちょっと心配。

そこで、こんな工夫があります。

まず選ぶなら、塩分の害を減らすカリウムの多い具の入ったもの。たとえばわかめ、ほうれんそう、納豆、油あげなどを使ったものにします。

なお、これらの具を使っていても量が少ないのでやはり、わかめ（カットわかめで十分）を加えることをおすすめします。また、このような具の入っていない即席みそ汁には必ず、わかめや油あげ、ゆば、干ししいたけなどを加えることです。

塩……精製塩と自然塩、選び方にはコツがある

もともと、売っている塩には不安な添加物はありません。サラッとさせるために炭酸マグネシウムを加えているぐらいのもの。だから安心度から言えば、精製塩も「天塩」「赤穂の塩」などの自然塩も変わりはありません。

違いは、ミネラル分。精製の過程で海水に含まれる各種のミネラルが除去されてしまうので、昔ながらの自然塩のほうがたしかに栄養がある。べたっとして使いにくいのが難点ですが、煮物などに上手に利用するのも手。水分をとばして使いやすくした「焼き塩」なども出ています。

ただし、1日にとる塩分は10グラムまでが適当。自然塩からとれるミネラルもたいした量にならないことをお忘れなく。ミネラル不足にならないためにはむしろ、バラエティ豊かなふだんの食生活がものを言うのです。

塩は、人体に欠かせない大切なものですが、問題は、塩分過剰になりがちな

こと。

塩は「塩化ナトリウム」。害の元凶は、この「ナトリウム」。リン酸塩Naや亜硝酸NaなどのNaはナトリウムのことですから、調味料としていろいろな加工食品に使われる、グルタミン酸Naもナトリウムで考えれば塩分をとっているのと同じ。

加工食品が多いと、それだけ塩分過剰になりやすいのです。だから、ふだんの食事はくれぐれも薄味を心がけましょう。

なお、2002年に固結防止剤として、フェロシアン化合物が許可されました。健康への悪影響はないようです。

食卓塩の中には、塩にアミノ酸系調味料のグルタミン酸Naを加えたものがあります。アミノ酸系調味料は、塩味をまろやかに感じさせます。舌の感覚よりも実際は塩分が多いはず。使うなら、ちょっと物足りないかなあ、ぐらいでやめるのがコツ。

砂糖……種類よりも、とりすぎに注意

砂糖には「上白糖」「三温糖」「黒砂糖」があります。

いずれも添加物などの心配はありません。

上白糖はほとんどが糖分。

黒砂糖は糖分のほかに、カルシウムやカリウム、鉄などのミネラル分をかなり含むので、栄養的にはすぐれています。

でも、独特の風味があるからふだんの料理に使うのはちょっと難しい。

三温糖も微量ながらミネラルを含みます。とは言え、1日の摂取量を考えると上白糖を使った場合とさほどの違いは出ない。三温糖からミネラルをたくさんとろうと思ったら、逆に糖分過剰になってしまいます。

そこで結論。砂糖の種類には特にこだわらず、好きなものを選んでよい。ただし、とりすぎには注意。

Q 人工甘味料は危ないと聞きましたが……？

A 人工甘味料は砂糖と同じ甘味でも、カロリーはぐっと控えめ。

糖分を減らした代わりに、アスパルテーム、サッカリン、甘草などが使われています。いずれも、ちょっぴり不安が言われている添加物です。

アメリカでは、サッカリンに発がん性が認められたのに、肥満のほうがもっと怖いからと使用を許可しています。たしかにアメリカでは、肥満による心臓病が社会をゆるがす問題にまでなりました。アスパルテームはフェニルアラニンという血中での分解性が悪い物質、甘草は変異原性の不安があるとされています。

日本ではそれほどのことはありませんが、カロリー制限がさしせまっていないなら、あえて人工甘味料を使う必要もないのでは。

ふだんの料理に砂糖を控える、甘いお菓子を食べない、コーヒーや紅茶に砂糖を入れない、などの心がけがむしろ大事です。

酢……「高価なものがよい」と言いきれない事情

醸造酢は、米などの穀物、果実などを酢酸発酵させてつくります。発酵の過程でさまざまなアミノ酸ができる。これがうまみのもとです。合成酢というのもありますが、今はほとんど売られていません。らっきょうの酢漬けに使われているぐらい。

店頭でよく見かけるのは、米酢、純米酢、穀物酢。

「米酢」は米を主原料にしたもの。

「純米酢」は米だけでつくったもの。

「穀物酢」は米、小麦、とうもろこしなどが主原料。

原材料のコーン、アルコールには、遺伝子組み換えの不安があります。安全な選び方は、米だけでつくられる純米酢です。

でも実は、化学合成されたアルコールを酢酸発酵させて混ぜた製品も多い。

その分、うまみが出ません。

かつて、酢の品質をテストしてみたことがあります。たくさんの製品を分析して、アミノ酸の数を調べたのです。

うまみの多い「上」ランクが半数以上。ところが価格のほうは、100円台〜1800円台とずいぶん開きがある。

「中」ランクは3割。価格は100円未満〜500円台までで、100円台が大半。「下」は、やはり100円未満〜500円台。意外や300円台が多い。

こうなると、高いものだから質がよいとは限りません。

一見よいものが見分けられないのが酢の問題点。

でも、不安な添加物は使っていないので、自分の舌を信じて選べばよいのです。

参考までに、よく見かける大手会社の製品は、品質もまあまあ合格でした。

また、安全問題とは違いますが、酢には、素材から、リン酸塩の害を減らすカルシウムを引き出す働きがあります。

みりん……本みりん以外なら、塩分に注意

昔ながらの「本みりん」のほかに、「みりん風調味料」や「発酵調味料」というものもあります。

どう違うのでしょうか。

「本みりん」は、もち米と米こうじを焼酎で発酵・熟成させたもの。醸造用糖類などを添加してあります。アルコール分は日本酒とだいたい同じで14パーセントぐらい。酒屋さんに売っていることでもわかるとおり、酒類の扱いです。

これと似ているのが、「発酵調味料」。もち米の代わりにうるち米をアルコール発酵させたものなど、いくつかの種類があります。お酒としては飲めなくするため、塩を加えてあります。

「みりん風調味料」は、アルコール分がぐっと少なく1パーセント以下。水あめや化学調味料、塩などがベースです。これにうるち米、米こうじを発酵させ

てプラス。

いずれも、添加物などの不安点はありません。

ただし発酵調味料やみりん風調味料には塩分が入っていることを忘れずに。味付けのときには、塩をちょっぴり控えめにするのがコツです。

おいしさから言えば、やっぱり昔ながらの本みりん……。でもこればかりは、好みの問題でしょう。

Q 割りじょうゆの除毒効果はどれくらい？

A しょうゆや酢などの調味料には、有害物質を引き出す効果があります。

しょうゆでソルビン酸（保存料）、亜硝酸塩（発色剤）をどれだけ減らせるかテストしてみたところ、生じょうゆはソルビン酸25パーセント、亜硝酸塩30パーセント、2分の1に薄めた割りじょうゆはソルビン酸40パーセント、亜硝酸塩25パーセントという結果が出ました。

意外にも、割りじょうゆのほうが引き出し効果は強いのです。

ドレッシング……〝ノンオイルだから体にいい〟は早合点

洋風、和風、中華風と、ドレッシングの種類はたくさんあります。添加物もけっこう使われていますが、不安なものはほとんどありません。より安心なものを選ぶなら、増粘多糖類や香料などが添加されていないものも売られています。探してみてください。

ちなみにドレッシングにはノンオイルタイプもあります。ダイエット中の人が気にするオイル。健康にもノンオイルのほうが体によさそう……と思うかもしれませんが、添加物のことだけを考えたら、むしろオイル入りのほうがよい。オイルを入れないと風味がつきにくいので、調味料や香料などが多くなりがちなのです。

ふだんの食事に油っぽいものが多い人は、ノンオイルを使えばよいでしょう。ここで、ノンオイルのよさを考えてみましょう。

今、ドレッシングに使われている食用植物性油脂が、大豆油、なたね油、コーン油、綿実油の場合は、遺伝子組み換え作物が原材料である可能性がありま す。「ドレッシングタイプ調味料」はノンオイルなので、こちらのほうが安心です。

また、食用植物油が食用精製加工油脂（抽出法の油）の場合は、トランス脂肪酸の不安があり、ノンオイルの場合はそれらの不安がほとんどなくなるというメリットがあります。

好みのドレッシングは人それぞれでしょうが、ここで、おすすめドレッシングの使いかたを。料理に合わせて使い分けてみるのもいいでしょう。

●ゴマドレッシング

アミノ酸系の調味料は、どのタイプのドレッシングにも使われています。たくさん使っていると塩分過剰になりがち。ゴマのカリウムが効果的です。ゴマの入ったドレッシングを選ぶか、市販のドレッシングにすりゴマをプラスすれば、もっとよい。ゴマは消化されにくいため、効果を十分発揮するには炒りゴマではなく、すりゴマを使うのがポイント。

●おろしドレッシング

ハムやウィンナーのサラダ、網焼きのステーキや焼き魚に向いています。ビタミンCが発色剤の亜硝酸の発がん性をおさえる。たんぱく質を直火の高熱で焼いたときにできる発がん物質、トリプ-P_1の不安も解消。おろしたての大根を加えればもっとよい。

●オニオンドレッシング

でんぷんの分解を助けるのがビタミンB_1。そのビタミンB_1の働きを効率よくするのが硫化アリル。たまねぎにたくさん含まれます。カロリーが多めかなというとき、使うならオニオンドレッシング。

では最後に、家でつくれる万能ドレッシングをご紹介しましょう。

わが家でつくれる無添加食品

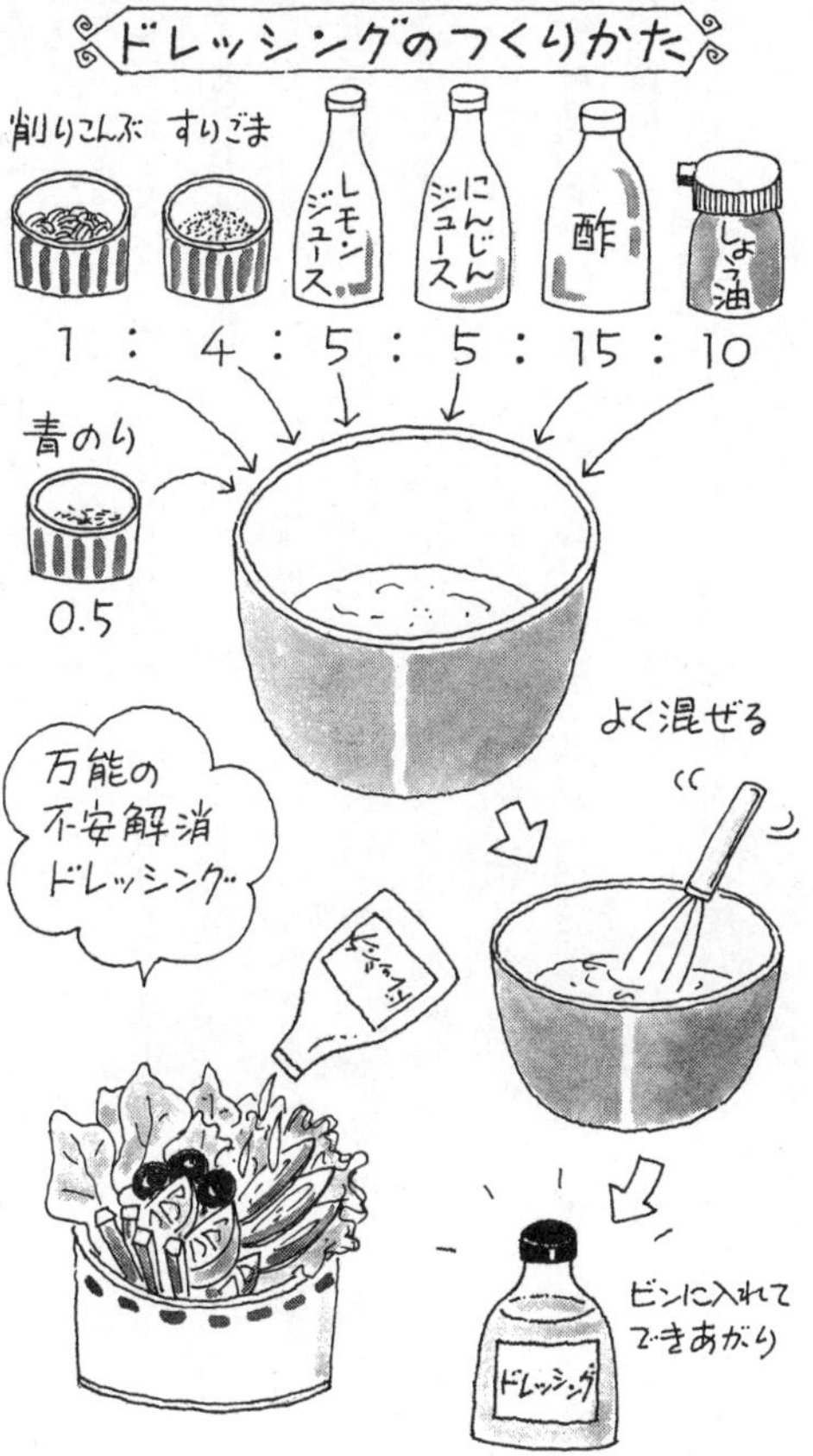

マヨネーズ……植物油のここを知っておこう

マヨネーズは、植物油と酢を卵黄と一緒に混ぜて、乳化状にしたもの。

添加物はアミノ酸系調味料です。特に心配なものは入っていませんが、気になるのは、植物油が遺伝子組み換え油脂の可能性があることと、この植物油が食用精製加工油脂（抽出法の油）だった場合の、トランス脂肪酸の不安です。

近ごろでは、ほぼノンオイルのマヨネーズタイプ調味料も登場。脂肪分が少ないのがプラス点です。マイナス点は添加物が多くなること。

油を使わず風味が出にくい分、増粘多糖類、発酵調味料、たんぱく加水分解物、香料、ステビアなども入っています。

一方で、ノンオイル＝食用油脂の使用が大変少ないことから、遺伝子組み換えとトランス脂肪酸の不安が少なくなるというメリットもあります。

ソース・ケチャップ……塩分・脂肪分の不安をなくす知恵

おなじみの中濃ソース、ウスターソースなどに加え、お好み焼きソース、焼きそばソース、ステーキソース、ハンバーグソース、タルタルソース、ピザソース、ホワイトソース、デミグラスソース……ソースの種類はきりがないぐらい。

添加物に関しては、それほど違いがありません。

よく使われているのは、アミノ酸系調味料、カラメル色素、増粘剤、香料、甘草など。甘草にちょっぴり不安が言われている以外、まず問題なし。

気にせず好きなものを選んで大丈夫です。

ところでオムレツやオムライス、ハンバーグなどに欠かせないケチャップ。

ほとんど添加物がなく、安心して使えます。

ウスターソースや焼きそばソース、お好み焼きソースはちょっと塩分が多め。気になる人はすりゴマを一緒に使うとよい。焼きそばやお好み焼きなら、青のりもたっぷりかける。これで塩分の害を防げます。

タルタルソース、ホワイトソースには脂肪分が多い。タルタルソースの中にキウイやブロッコリーを刻んで混ぜれば、特製除毒ソースのできあがり。脂肪の害を防げます。ホワイトソースを使った料理にも、ブロッコリーやスイートコーンを入れるのがおすすめです。

焼肉のたれ

……つけた肉を直火で焼くのは要注意

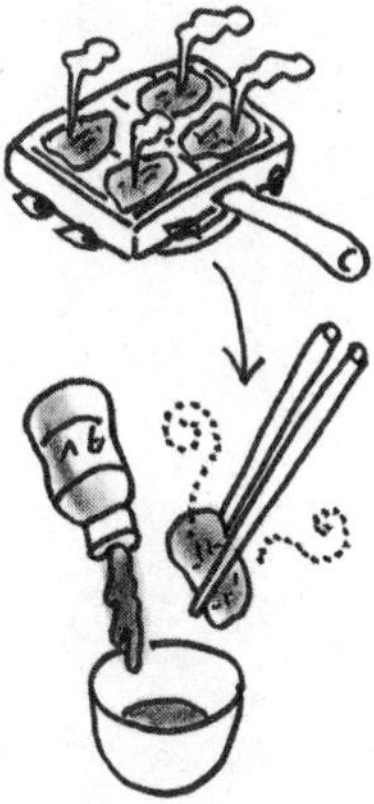

ここが安心ポイント

○

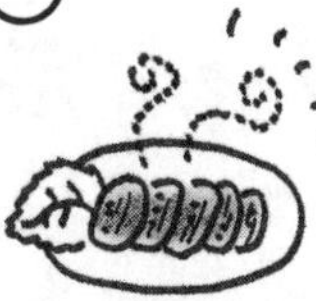

☆たれを高温で熱すると、発がん物質ができるおそれがある。「焼いたあとにつける」が正解

焼肉のたれに漬けこんで焼く。焼いてからたれをつけている人は正解。

焼肉のたれにはたいていアミノ酸系調味料が添加されています。植物性油も使われています。これを直火の高温で熱すると、発がん物質ができる不安があり、特にグルタミン酸Naと植物性油が一緒になると、あまり高温でなくても、その不安物質ができるとも言われています。なので本格的にバーベキューグリルや網などで焼くときは、ちょっとご注意を。

食用油……加熱かそのままか、用途で使う油を変える

メタボリック・シンドロームの予防には、やっぱり油に気をつけたい。けれど「どんな油がヘルシーか」については、研究が進むたびに移り変わっています。あるときは「リノール酸」が悪玉コレステロールを下げるというので脚光を浴び、やがて善玉コレステロールも下げてしまうことや血栓やアレルギーを起こしやすい疑いも浮上。次には「オレイン酸」が注目され、こってりしたイタリア料理を食べる当地の人に動脈硬化が少ないのはオリーブ油のおかげと言われました。ところがこれも、多量にとることによるデメリットが指摘されるように。

ひとつだけがよいと思い決めるのは考えものです。

遺伝子組み換えの不安を避けるには、大豆・なたね・コーン・綿実油なら「国内産100パーセント」とうたったものを探す。あるいは、組み換えが実用化

していない、紅花・オリーブ・しそ・米・ゴマ油を選ぶことです。

いずれにせよ、「これなら安全でヘルシー」と思い決めるよりも、どれも一長一短と心得て、バランスよく使うのが賢い。

そこでアドバイスです。

揚げ物の衣は薄めにすること。油を吸う量が減るのはもちろん、ぼてっとならずにカリッとおいしくなります。

野菜は下ゆでしたり小さく切れば、油が少量ですむし火の通りが早くなります。同じ油を何度も繰り返し使うのは考えもの。悪玉コレステロールを増やすトランス脂肪酸が増加してしまうからです。せいぜい4〜5回までで新しい油に替えるのがよい。これは製法の変化が背景にあります。圧搾法より効率のよい、溶剤による「抽出法」が主流になったことで、トランス脂肪酸ができやすくなったのです。

なお、エクストラバージンオリーブオイルや、「一番しぼり」のゴマ油・紅花油は、圧搾のみでつくられています。

ジャム……質にこだわるなら見逃せない、この表示

かつては、紙カップのジャムに保存料のソルビン酸Kが使われたことがありました。今では不安な添加物はまず使われていません。

さらに、どのジャムもゲル化剤として植物の細胞成分ペクチンを使っています。これは果物自体にも含まれているもので、添加物の作用を消してくれる働きがあるのです。だから、いちご、マーマレード、りんご、ミックスなど、どれを選んでも心配ありません。

質にこだわりたい人は、「JAS特級」の表示があるものを。香料、安定剤、着色料などを締め出して、ほとんど無添加です。

最近では、砂糖を控えた低糖度ジャムが増えています。糖分が気になる人にはうれしい限り。

はちみつ……〝1歳未満の乳児には与えないでください〟のワケ

パッケージには、「1歳未満の乳児には与えないでください」と表示があります。これは、はちみつが乳児ボツリヌス症の感染源のひとつとされたから。厚生省（現厚労省）の指導で、こういう表示をつけることになったのです。

現在、ほとんどのはちみつは外国産。最近では良質の輸入みつが出回るようになり、品質が向上しています。

「全国はちみつ公正取引協議会」の表示のルールを取り上げておきます。

中国で瓶詰めされ輸入した場合は「原産国中国」、中国産はちみつを国内で製品化したときは原材料名に「はちみつ（中国）」「中国産はちみつ」などと表示します。また、複数国のはちみつをブレンドした場合は、割合の多い順に明記することになっています（協議会に加入していないメーカーの商品は、この限りではありません）。

食材と食品添加物を見分けるコツ

原材料名にはいろいろな名前が書いてありますが、どれが添加物なのかわからないという方もいらっしゃいます。

というわけで、添加物がわかるワンポイント講座。

①その食品添加物が何のために使われているのか、という使用目的がはっきりわかるもの。

↓

「酸味料」「凝固剤」「香料」など

②使用目的の下に(　)がある場合

↓

保存料(ソルビン酸K)、甘味料(甘草)など

③カタカナで表記されているもの

↓

「カラギーナン」「パラオキシ安息香酸」など

④化学記号で表記されているもの

↓

「リン酸Na」「リン酸K」など

⑤「色」という言葉が入っているもの

↓

「カラメル色素」「コチニール色素」「赤色○号」など

8

飲み物・お菓子

「選び方・浄化法」が大事です

茶葉はお湯で洗う、

ジュースは
表示のウラを読む…

欧米では行政によって規制しているトランス脂肪酸。日本は、欧米に比べて摂取量が比較的少ない、ということから特に規制などはありません。トランス脂肪酸は、ビスケットやドーナツなどのお菓子やパン、マーガリン、植物油などに使われる「ショートニング」に含まれている、不飽和脂肪酸の一種。とりすぎると「悪玉コレステロール」が増え、動脈硬化症や心疾患の危険性が増すといわれています。

輸入食品（特にアメリカの食品）は表示を見て「Trans Fat 0g」を選ぶ。国内産の食品はショートニング、マーガリン、食用植物油脂の表示のないものとか、表示が後ろのほうにあるものを。

ミネラルウォーター……開けたら早めに飲み切るのが鉄則

国内産ミネラルウォーターは清涼飲料水に準じた扱いで、加熱殺菌や濾過《ろか》などの処理ずみ。輸入品は、ほとんどこうした処理をしていません。

実際に、開封直後に細菌が見つかったケースあり。健康上は別に問題のない雑菌ですが、10日も冷蔵庫で保存していたら100倍近く増殖していたという例も。いったん開封したら早く飲み切るのが鉄則です。特に輸入品はこれが重要。なるべく小瓶を買って、すぐに使い切るほうがよい。

最近は水道水もおいしくなりました。

そこでおいしい湯ざましのつくり方を。

水道水を、やかんに入れ、ふたをしないで火にかけ、5分ぐらい沸騰させる。冷まして冷蔵庫に入れる。塩素がとんで、臭みのないおいしい水になります。トリハロメタンも蒸発するので安心です。

お茶……1回目のお茶は必ず捨てる、を習慣に

ここが安心ポイント

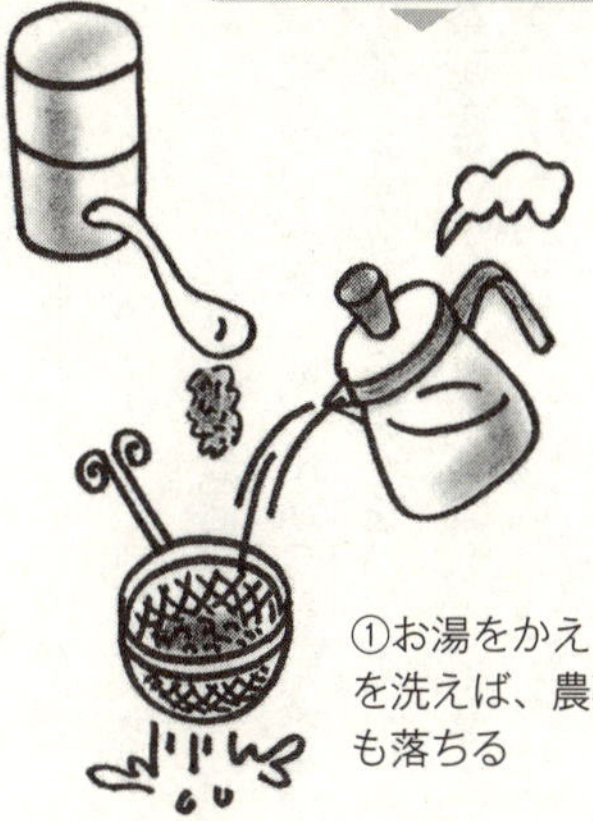

①お湯をかえて茶葉を洗えば、農薬なども落ちる

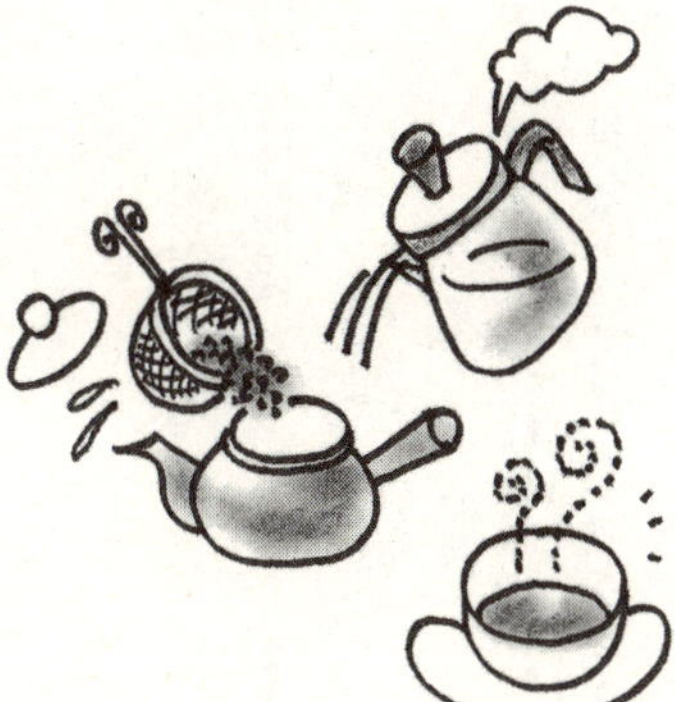

②あとはふつうにいれてOK

安全性についての質問が特に多いのが、お茶。

いつも飲むものだけに、気になるのは当然のことでしょう。

そこで、まず飲み方から。最初に茶葉を洗うようなつもりで、茶こしの上からサッとお湯をかける。このお湯は捨てます。殺菌剤などが残留していたとしても、ほとんどは葉の表面。いったんお湯をかければほとんど流れてしまいます。残りの大部分は、出がらしの茶葉に最後まで残ったまま。お茶にはほとんど出てこないのでご安心を。

茶葉を洗ったら、あとは急須でも茶こしでも、普通にいれて飲めばよいのです。真っ茶色になるまで出した渋いお茶が好きな人は、なるべくよいお茶を選ぶこと。安いお茶の場合、熱湯の中に長くおいておくのはあまりよくない。表皮下のクチクラ層に残っている農薬が、お湯の中に出てくる可能性があるからです。

とは言ってもお茶はそれほど不安はありません。

たしかにお茶の栽培には農薬を回数多く散布します。でも、日本茶はとにかく味と香りが命。残留臭がしたら商品価値がなくなります。摘みとりの何日前になったらもう散布しない、という基準がちゃんと守られているのです。

それでも、すでに使用禁止になった農薬は分解が悪く、まだ土に残っていて、ごく微量ながら検出されることも。「有機栽培」「低農薬栽培」と表示されたお茶も例外ではなく、微量の農薬は検出されているものもあります。

安心なお茶を選ぶポイントは、あまり安すぎるお茶は買わないこと。味をよくするためにアミノ酸系調味料を添加したり、おいしそうに見せるため青色の着色料（色粉）を使ったものが中にはありますが、ふつうの値段のお茶なら、まず心配ありません。

もっとも安心なのは、試飲させながらの計り売り茶。飲んでみておいしいのが一番確実。農薬をたくさん使って栽培した茶で、味のよいものはありません。

Q 缶入り・ペットボトル入りお茶飲料がいろいろ出ていますが？

A 農薬除去を考えた製造がされていない不安があるので、文字通り「お茶代わり」に飲むより、たまにノドをうるおす程度にしておくのがよい。

コーヒー……農薬よりもカフェインに注意

コーヒー豆からは、残留農薬が検出される場合があります。

でも、焙煎《ばいせん》後は分解されてなくなってしまうので、不安はありません。

気をつけたいのはカフェイン。ちょっと物知りの人になると、実はコーヒーより紅茶のほうがカフェインが多い、と思っていたりします。

これは間違い。

たしかに、紅茶の葉のカフェインはコーヒーの2倍前後。ところが飲むときの紅茶は薄まってコーヒーの4分の1くらいのカフェイン量になっています。

だからやっぱり、コーヒーのほうがカフェインは多いのです。

一日に何杯も飲むコーヒー党の人は、ちょっとご注意を。

胃の粘膜を守るためには、空腹時には飲まない、ミルクを入れるなどの心がけが必要です。

紅茶……レモンティーならレモンは3分以内に取り出す

紅茶にも、残留農薬の不安はありますが、先のお茶と同じように、紅茶を洗うようなつもりで、サッと1回お湯をかけ、このお湯を捨てればよい。農薬が残っていても、紅茶の成分ポリフェノールが毒消しの役目をしてくれます。

むしろ気をつけたいのは、レモンティーに浮かべるレモンです。

輸入レモンがほとんどなので、皮の部分には防カビ剤が残留している可能性大。しぼり汁だけを使うか、皮をむいてから浮かべることです。

お店で注文したレモンティーにレモンが入ってたら、早めに取り出すほうが安心。防カビ剤は、熱湯に浮かべて3分後ぐらいから急に溶けはじめるのです。

ミルクティーもいい。ミルクは、カフェインから胃壁を守ってくれる働きも。

参考までに、茶葉の酵素を十分働かせた発酵茶が「紅茶」。加熱によって酵素の働きをとめた不発酵茶が「緑茶」。中間の半発酵茶が「ウーロン茶」です。

ウーロン茶……産地名まで書いてあるものが安心

すっかり日本に根づいたウーロン茶。缶飲料やペットボトルも人気です。最近になってやっと、原産地や製造年月日などの表示に関するガイドラインも実施されるようになりました。

中国茶のほとんどをウーロン茶と総称していますが、特に高級とされるのは「鉄観音」。中国福建省安渓近辺でとれたお茶です。

「水仙」は、福建省武夷山でとれたもので、やはり高級ウーロン茶の代表。

いずれも、品質表示のしっかりしたものを選ぶのがよい。産地も具体的地名まで書かれているものが安心です。

飲み方の注意は特にありませんが、やせるためとか健康になる効果を期待して一所懸命飲むより、ノドをうるおすぐらいのつもりで飲むのがいいでしょう。

果汁飲料……「果汁入り」か「果汁飲料」か「天然果汁」か

次の3つのうち、どれを選びますか？

果汁10パーセントの「果汁入り清涼飲料水」と、40パーセントの「果汁飲料」、100パーセントの「天然果汁」。

やはり何といっても、天然果汁です。

自然の果物だからというだけでなく、糖分ももっとも少ない。実際にテストしてみると、天然果汁は糖度11パーセント前後。果汁入り清涼飲料水では13パーセントぐらいありました。

天然果汁なら何でも安心かというと、そうとは言い切れない。

ものによっては、農薬残留がちょっぴり心配なのです。

実際に、ジュースから農薬が検出されたというニュースも過去にはありました。

みかんもりんごもぶどうも、皮をしっかりむけば心配はほとんどないのですが、ジュースの果汁をしぼるときにはたいてい皮ごとの搾汁。

だから輸入果物のジュースは、ポストハーベストの農薬が皮の部分に残っている可能性があります。

みかんジュースを選ぶなら、表示の果実名が「みかん」だけのものを。輸入バレンシアオレンジなどとの混合より、安心度は高い。

りんごジュースなども、国産りんごを使ったもののほうがより安心です。

Ⓠ「ストレート」と「濃縮果汁」の違いは?

Ⓐ本来、「ジュース」という表現は、しぼっただけの「ストレート」なものに対して言うもの。ところが、「濃縮還元」も100パーセントジュースと呼ばれます。

また、濃縮還元は、濃縮するときに香りが飛んでしまうため、ジュースにするときには、添加物として香料を加えています。

清涼飲料水……「ぶどう糖果糖液糖」「果糖ぶどう糖液糖」、どちらが安心か

清涼飲料水を一缶飲めば、糖分は30グラムぐらいになります。体重20キログラムの子どもの糖分摂取量は、1日20グラムまで。なるべく小さな紙パックなどを選ぶか、できれば牛乳や麦茶を。

よく見る表示が、「ぶどう糖果糖液糖」とか「果糖ぶどう糖液糖」。分量が多いほうが最初にきます。

「果糖……」と始まっているのは果糖が半分以上。多量にとるとカルシウムの吸収を妨げるおそれがあるとの説もあります。

それに果糖は脂肪になりやすい。だからどちらがよいかといったら、気にするほどではありませんが「ぶどう糖果糖液糖」のほうです。

コーラ類や果糖の多い飲料は、カルシウム不足を招きがち。特にコーラは、小さな子どもに飲ませるのは控えたほうがよいでしょう。

添加物では、まず、合成の着色料を使っていないものを選ぶ。「赤色2号」「赤色3号」「赤色40号」「赤色104号」「赤色106号」「黄色4号」「黄色5号」「緑色3号」「青色1号」「青色2号」など、すべて大なり小なり発がん性などの危険が言われています。

ただし赤色102号は、不安が比較的少ない。

天然の着色料でも、「コチニール（カルミン）色素」は避ける。

合成の保存料の「パラオキシ安息香酸」も避けたほうが安心。

ときどき見かけるL-アスコルビン酸。これはビタミンCのことなので、もちろん不安はありません。

Q 「カロリーひかえめ」の清涼飲料水に不安はないですか？

A 糖分が少ない分、防腐効果を補う必要が出てきます。保存料の「パラオキシ安息香酸」、その他の添加物を使っているものがけっこうあるのです。甘味料のステビアやアスパルテームも、ちょっぴり問題があるとの声も。ローカロリーだから安心とばかり、がぶがぶ飲むのは考えものです。

「スポーツ飲料……「発汗で失われた成分を補う」の効果

運動による発汗で失われた水分や栄養素を補給する……というのがスポーツ飲料のキャッチフレーズ。

近ごろ盛んに出回っているのは「アミノ酸飲料」です。うたい文句は、アミノ酸を摂取することで、筋肉がつく、体力が向上する、基礎代謝が盛んになってダイエット効果がある、など。

けれどアミノ酸飲料に添加されているアミノ酸量は、多くても100ミリリットル中0・2グラムといったところ。一日500ミリリットル飲んだとしても1グラムしかとれません。

もともと、一日の食事で摂取するアミノ酸は平均75グラムです。一般の人がこれに1グラム加える効果がどれほどのものか、ちょっとギモン。スポーツ飲料に含まれているミネラル分を補給する、と考えたほうがいいでしょう。

また、甘味料として少々不安なスクラロースやステビアが使われているものが多いようです。

もうひとつ人気なのは、高濃度の酸素ガスを溶かした「酸素水」です。こちらも健康やダイエット、そして記憶力がアップするなどの効果が盛んに言われているようですが、残念ながら、実際には酸素水を飲んだ効果を確認できた医学論文は今のところありません。

スポーツ飲料は、清涼飲料水すなわちジュースやサイダーなどより糖分が少ないことだけは言えます。ほぼ半分ぐらい。ノドがかわいてジュースをごくごく飲むのに比べたら、スポーツ飲料のほうがいいでしょう。けれど「飲んだほうが健康によい」かどうかは、微妙なところです。

Q 保健機能食品って何？

A 「特定保健用食品」と「栄養機能食品」の2種類があります。

特定保健用食品は、整腸効果をはじめ、コレステロール調節、中性脂肪調節、血圧調節、血糖値調節、ミネラル吸収促進、虫歯予防など、文字通り「特定」の効果が期待できるもの。有効性・安全性についての審査をパスして消費者庁が許可した食品に、図のようなマークがつけられています。

栄養機能食品は、栄養成分を補給・補完できるとする食品。ビタミン12種類とミネラル類5種類について、規定の上限値・下限値の範囲内であれば、申請や審査なしで表示できます。

いずれにしても、これで健康になるというわけではなく、食生活の補助程度に考えるべき。

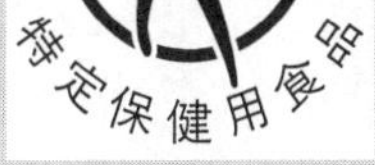

日本酒……ツマミにするなら、くん製品に要注意

どんな種類のお酒でも、安心のためにまず、覚えておいてほしいことがあります。アルコールには、有害な物質を体内に吸収しやすくする作用があるということ。また、アルコールを多量に飲むと、肝臓での活性酸素の発生が増えます。活性酸素は発がん性があり、老化の原因ともなります。

要するに、飲みすぎないこと。

そして、どの酒を選ぶか以前に「ツマミ選び」に気を使うのが賢い。アルコールと一緒にとると添加物の影響はそれだけ大きくなります。くん製品には、保存料の「ソルビン酸K」や保湿剤の「プロピレングリコール」が使われているものが非常に多い。連日こうしたツマミだけを横に酒をぐびぐびは最悪です。きちんと栄養のあるものをバランスよくとりましょう。

洋酒派は、ハム、ベーコン、ウィンナーなどの保存料にもご注意を。

ここが安心ポイント

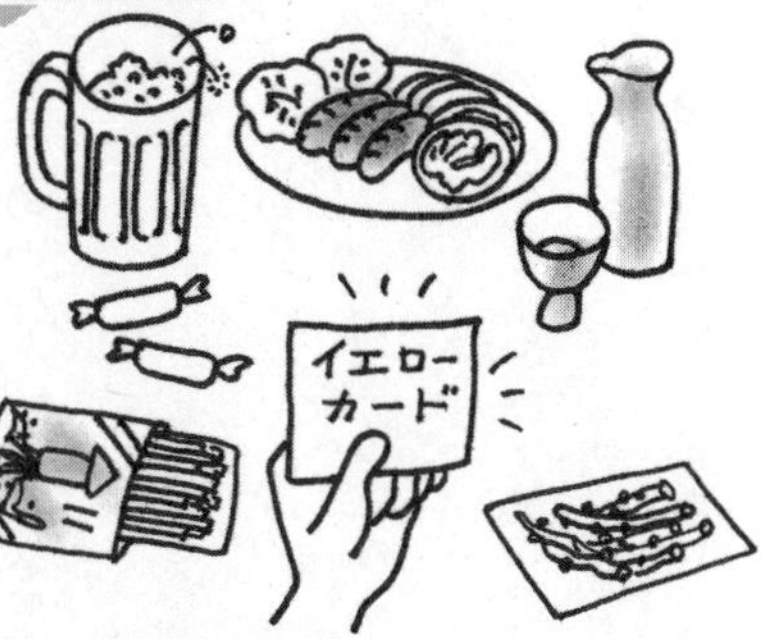

☆くん製品の添加物は、アルコールでさらに吸収されやすくなるので注意

日本酒には、不安な添加物は使われていませんが、ひとつ懸念点が。それは醸造用アルコールをつくる糖液の原料です。コーン、じゃがいもが関係している場合、遺伝子組み換え作物を使っている可能性があります。

これを避けるとしたら、醸造用アルコールを使用しない「純米酒」を選ぶ。原料は米と米こうじだけです。

たまに誤解している人がいますが、吟醸、大吟醸というのは、原料のうち米の精米歩合による区別。「純米吟醸」「純米大吟醸」でない限り、醸造用アルコールも使っています。

ビール……遺伝子組み換えを見抜く知恵

湯あがりの一杯を、より安心なものにするには——原材料名を確認して選ぶとよいです。

確認のポイントは、「コーン」と「スターチ」。

コーンはコーングリッツのことで、胚芽を除いて砕いたとうもろこし。スターチはコーンスターチのこと。いずれも原料のとうもろこしは、ほとんどアメリカからの輸入品です。

つまり遺伝子組み換えの可能性がありますが、副原料として使っていても、表示する義務はありません。

この2つを使用していない、「麦芽・ホップ」のみのビールなら遺伝子組み換えの不安はありません。

発泡酒……糖質ゼロでも、飲みすぎたら意味もゼロ

ビールとの違いは、麦芽の使用率。3分の2以上ならビールで、3分の2未満は発泡酒。酒税を安くするため、こうなりました。

糖質や糖類ゼロと銘打った発泡酒が相次いで発売され、いまや「ゼロブーム」。糖質ゼロは、でんぷんも含め糖関係の物質はなし。糖類ゼロは、ぶどう糖や砂糖などの単糖類・二糖類はなし。いずれにせよアルコールのカロリーはあります。飲みすぎたら意味がありません。

糖質・糖類の分類

- 糖質
  - 単糖類（ぶどう糖、果糖など）─┐
  - 二糖類（砂糖、麦芽糖など）─┴ 糖類
  - オリゴ糖
  - 糖アルコール（キシリトールなど）
  - 多糖類（でんぷんなど）

☆糖質、糖類ゼロ＝カロリーゼロではない

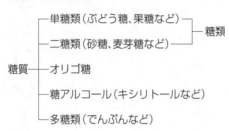

チョコレート……安心なのはブラックか？　ホワイトか？

チョコレートで、もっとも安心なのは？

答えはホワイトチョコレート。添加物が少ないだけでなく、糖分も少ないのです。白い色は、カカオマスの中に含まれる、乳白色のココアバターだけを使っているから。この部分には苦みがないので、砂糖をたくさん入れる必要がないのです。

反対に糖分が多めなのが、意外にもブラックチョコレート。カカオのなかでも苦みの強い部分を使うため、バランスをとるために砂糖がたくさん必要なのです。

選び方のもうひとつのポイント。チョコにほかのものを混ぜた菓子より、ただの板チョコのほうが安心です。チョコレート生地の少ないものほど、添加物が多くなる傾向が。とくに、子ども向けのキャラクターもののチョコ菓子は、残念なことにかなりの添加物を使っています。合成の着色料のように不安な添加物はあまりありませんが、脂肪分がかなり多い。

その証拠に、原材料表示を見てみましょう。

ふつうのチョコレートは「砂糖、カカオマス……」、ホワイトチョコレートなら「砂糖、ココアバター……」という順。ところがチョコレート菓子だと、「植物性油脂、砂糖……」というのがよくあります。こういう表示は量が多い順に書くことになっているので、最初にきている植物性油脂は、相当たくさん使われていると思ってよい。しかも動物性油脂と同じ性質のパーム油やや し油を使っているものが多いので、食べすぎはコレステロールを増やします。

また、そのパーム油ややし油などの植物性油脂が抽出法でつくられていたとしたら、トランス脂肪酸の不安も出てきます。こういった点からも、植物性油脂の表示のあるチョコレートは、食べすぎないように。

乳幼児には、興奮物質を含むチョコレートは向きません。育ち盛りの子どもも、チョコレート菓子は習慣にしないこと。ときたま口にするぐらいが安心。

ポテトチップ……安心の目印はSQマークにあった

不安な添加物はほとんど含まれていません。

選び方のコツを並べてみましょう。


コツその1。

オーソドックスな味付けのものを選んだほうが間違いない。

塩味やのり塩といった、昔からあるタイプは添加物も少ないのです。

原材料は馬鈴薯《ばれいしょ》（じゃがいも）、植物油、食塩だけといったぐあい。

最近はコンソメ、梅、チリソース、バーベキュー、わさびなど、さまざまな種類が出ています。

でも、こった味付けになるほど調味料、香料、甘味料なども多くなりがち。

質のよくない植物油を使っている場合も多い。

コツその2。

国内産じゃがいも使用と表示があるものを選ぶ。輸入じゃがいもには、ポストハーベスト農薬や、遺伝子組み換えの不安があります。

もうひとつ要注意な点はパーム油。

ポテトチップに限らずいわゆる揚げスナックは、本当に揚げているわけではなく、油脂をスプレーしたものが多い。このスプレー用にしばしば使われるのがパーム油。植物油なのに動物性脂肪の飽和脂肪酸を多く含み、たくさん食べるとコレステロールを上げる心配が。

コツその3。

たまにSQマークのついたポテトチップを見かけますが、これは比較的質がよい。これは菓子業界が独自に品質検査を行なっていて、合格した商品にだけつけているもの。マークがあるからといって添加物がないという意味ではありませんが、マークをつけるだけの企業努力は信用できます。

なお最近使われる、植物油のトランス脂肪酸の問題もお忘れなく。

ビスケット・クッキー……不安解消の食べ合わせがある

「ハードビスケット」は、歯ごたえのある固いタイプで、針穴がついているのが特徴です。

生地をよく練ってあるため、きめが細かく、焼いたときに中のガスが逃げにくい。そこでガス抜きのために穴をあけてあるのです。

幼児に与えるならハードビスケットを、と今まではおすすめしていましたが、最近は遺伝子組み換えの不安が多い植物性油脂や乳化剤、トランス脂肪酸の不安のあるショートニングや植物性油脂を原材料として使っているものが多く出回っており、子どもには多く食べさせないほうがよいでしょう。

しっとりしたタイプの「ソフトビスケット」。

クリームをサンドしたものや、チョコレートクッキーなど、いろいろです。

ハードビスケットに比べ、糖分や脂肪分が多く、添加物もかなり使われています。

ソフトビスケットを選ぶなら、「赤色１０６号」「黄色４号」のように、合成の着色料の表示があるもの、「リン酸塩」を使ったものもなるべく避けるほうが賢い。

ソフトビスケットも、子どもに多く食べさせないことです。

ソフトビスケットの糖分、脂肪分、添加物の不安を解消するには？

カルシウム、ビタミンB_1、ビタミンE、食物繊維と一緒に食べること。

ぴったりの食品がいくつかあります。

ゴマや大豆を使ったお菓子（ビタミンEが多い）。アボカド（ビタミンEが大変多い）。焼きいもや大学いも、ふかしたさつまいも（食物繊維が多い）。スキムミルク（カルシウムが多い）。

どれかひとつでも、効果ありです。

Q 「動物性油脂」より「植物性油脂」のほうが体にいい？

A 牛や豚の動物性油脂は、総コレステロールを増やしますが、善玉コレステロールも増やします。また、体内の活性酸素によって酸化されにくい脂肪です。

一方、植物油や魚の脂は、コレステロールを増やしませんが、体内で酸化されやすい油脂です。

何となく「植物性油脂のほうが体によさそう」と思ってしまいがちですが、いろいろな脂肪をバランスよくとることが大切です。

摂取の目安として、「動物系が4、植物系が5、魚系が1」という比率が一番よいと言われています。

せんべい

……味の好みよりも原材料表示で選ぶ

ここが安心ポイント

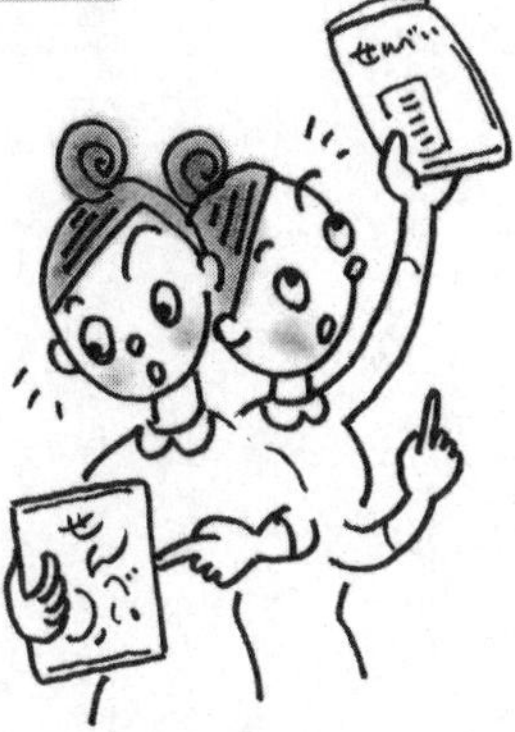

☆選ぶときは表示を見比べて、なるべく添加物の少ないものにする

大人も子どもも大好きなせんべいは、それ自体は問題の少ないお菓子です。選び方のポイントは、なるべく添加物の少ないものを選ぶこと。

ためしにスーパーに行って、パッケージの表示を見比べてみてください。商品によって、添加物の多いものと少ないものに、ずいぶん差があることに気がつくでしょう。せんべいを選ぶときは、味の好みだけでなく、原材料表示をチェックする習慣をつけましょう。

チューインガム

……噛むことの重要な意味を知ろう

ガムは一見して、とにかく添加物が多い。

でも、さほど心配はないのです。くちゃくちゃと噛《か》むのが身上だから、唾液の解毒作用で、ちょっとぐらいの添加物には対抗できます。

それでも合成の着色料の表示がないかどうかだけは、チェックしたほうがいい。「赤色106号」「黄色4号」「青色1号」など、番号式になっているのが目印。

なお、いつもいつもガムを噛んでいるのは、お行儀だけでなく、習慣にするにはちょっと気になる点も。添加物のうち「軟化剤」は一括名表示といって、実際に何が使われているか不明です。不安のある添加物、プロピレングリコールを使った製品もあるかもしれないので、念のため。また、あまり長く噛んでいると、これらの添加物が溶け出す心配があります。

キャンディー……幼児向けのものほど確認すべき着色料とは

いわゆるキャンディー類は、砂糖や水飴が主原料。

これを高温で煮つめたのがドロップや飴玉。

低温で煮つめたのがキャラメルです。

どちらも、安心なものがぐっと増えてきました。

色鮮やかなドロップでも、合成の着色料の使用が減り、ほとんどが天然の不安のない着色料に変わったのです。

たとえば、赤キャベツ、ベニバナ、クチナシ、パプリカなどを材料にした植物系の着色料です。

でも、パッケージからしていかにも幼児向けの清涼菓子にも、依然として合成の着色料を使ったものが多いのです。

選び方のポイントはひとつだけ。

「赤色106号」「黄色4号」「青色1号」など、合成の着色料が使われているものは避ける。「黄色4号」はアレルギーを招くおそれも。これさえ気をつければ、あとは添加物の不安はありません。

甘味料のステビアも、キャンディーの場合は純度のよいものが使われているので、大丈夫。

それにもともとキャンディーは、口の中でゆっくり溶かして食べるもの。唾液とよく混ぜると、少々の添加物なら影響を消す効果があるのです。

小さな子どもには、やはり着色されていないキャンディーが一番。

たとえば原材料が、砂糖、水飴、香料だけというものも出ています。

虫歯予防を考えるなら、歯にくっつくキャラメルはちょっと考えもの。

ドロップや飴玉をたまに与える程度がよいのでは。

ヨーグルト……フルーツとの組み合わせがベスト

昔はヨーグルトといえば、おなじみ「ハードヨーグルト」。カップやガラス容器に入っていて、寒天やゼラチンで固めたものです。

「ソフトヨーグルト」は、寒天を使わずフルーツなどを入れたもの。増粘多糖類や香料、色素、酸味料などの添加物がけっこう入っています。特に不安なものは使っていませんが……。

「プレーンヨーグルト」は、牛乳を乳酸菌で発酵させただけ。加工をせず、添加物も砂糖もなしです。キウイなどのフルーツをプレーンヨーグルトに加えて食べれば、ビタミンも入ってベストです。

プレーンを液状にして甘味を加えた、「ドリンクヨーグルト」も出ています。これは自分でもつくれる。乳酸菌飲料にプレーンヨーグルトを加え、水で適当に薄めて混ぜるだけ。甘味も好みで調節できるのでおすすめです。

ゼリー……何よりこの着色料だけはチェックする

ここが安心ポイント

☆選ばないほうがいい表示、２種

Ⓐ

原材料
糖類、果汁、ゲル化剤（増粘多糖類）、酸味料、カルミン色素、香料、カロチン色素

昆虫系の天然の着色料

Ⓑ

原材料
ぶどう糖果糖液糖、果汁、ゲル化剤（増粘多糖類）、酸味料、香料、着色料（黄４・黄５・青１・赤102）

合成の着色料

寒天、ゼラチン、ペクチンなどに砂糖を加えたもの。これがゼリーの基本。

でも実際は、増粘多糖類、酸味料、香料などいろいろ使われている。

安心なものを選ぶポイントはひとえに着色料です。

たとえばいちごゼリー。

発がんとの関連が言われている「コチニール色素(別名カルミン色素)」の場合が多い。コチニール(カルミン)は天然着色のエンジ虫からとった色素です。

前ページにあげた2種は、避けたほうがよいゼリーの表示例。

まずⒷは、「黄4、黄5」などの合成の着色料が添加されているのでバツ。

Ⓐも、「カルミン色素」が入っているのでなるべく避ける。

手づくり用の粉末ゼリーも、添加物に関しては例外ではありません。

着色料に注意して選んでください。

アイスクリーム

……高価なものの実際の品質とは

プレミアム、スーパープレミアムと高級化がすすむアイスクリーム。

もともと不安な添加物はあまり使われていませんが、高価なものほどさらに安心度は高いのです。

たとえばスーパープレミアム級になると、質のよい天然の原料を使っている上、乳化剤としても卵黄だけを使用。安定剤も使っていません。

子ども向けの安いアイスキャンデーなどは、着色料にちょっと注意したい。「赤色106号」「青色1号」などの合成の着色料を使っているものは、なるべく選ばないこと。

ただし、いかに高級品といえども、糖質と脂肪は多いのです。

冷たいと、舌が甘さを感じにくいものですが、実際はかなりの砂糖が入っているはず。その点では、アイスクリームもアイスミルクもアイスキャンデーもあまり変わりません。

だから食後のデザートとして食べるのが一番よい。夜食やおやつにするより、食べすぎが防げます。

脂肪分をおさえるために、スキムミルクを使ったアイスの作り方をご紹介しますので、ぜひおためしください。

レストランでは、アイスクリームにはウエハースがつきもの。

これは賢い組合せです。

特にカルシウムウエハースを添えれば、糖分の害を防げます。

脂肪対策には、ビタミンCが多いキウイをどうぞ。脂肪を早く燃やして、肥満を防ぎます。またビタミンCの多いいちごにアイスクリームもよい組合せです。

スキムミルク入りアイスクリームのつくりかた

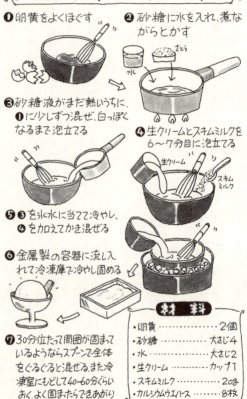

❶卵黄をよくほぐす

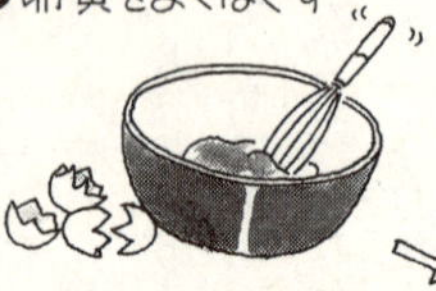

❷砂糖に水を入れ、煮ながらとかす

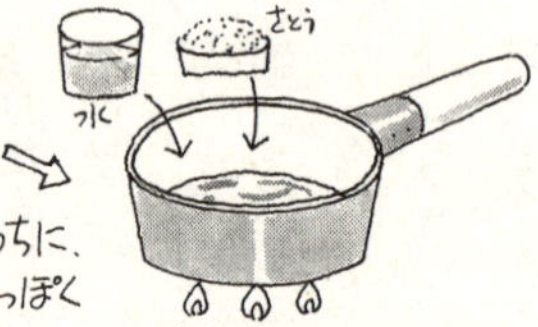

❸砂糖液がまだ熱いうちに、❶に少しずつ混ぜ、白っぽくなるまで泡立てる

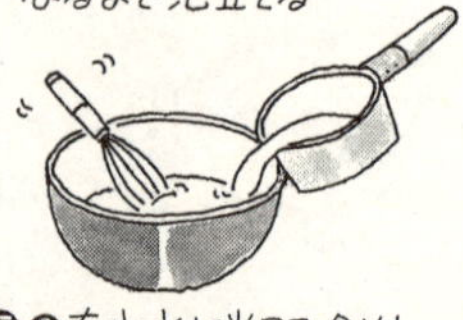

❹生クリームとスキムミルクを6〜7分目に泡立てる

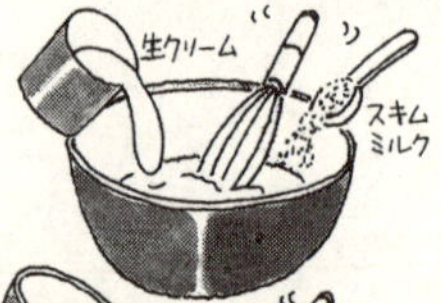

❺❸を氷水に当てて冷やし、❹を加えてかき混ぜる

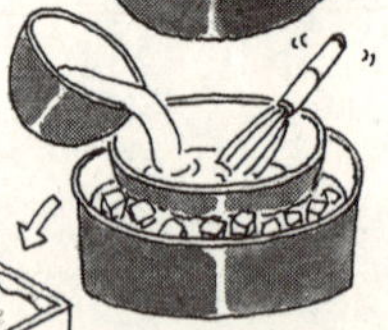

❻金属製の容器に流し入れて冷凍庫で冷やし固める

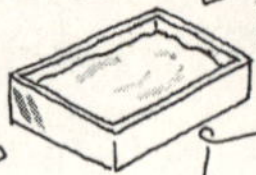

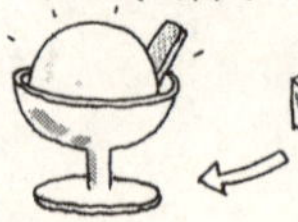

❼30分位たって周囲が固まっているようならスプーンで全体をぐるぐると混ぜる。また冷凍室にもどして40〜60分ぐらいおく。よく固まったらできあがり

材料

・卵黄	2個
・砂糖	大さじ4
・水	大さじ2
・生クリーム	カップ1
・スキムミルク	20g
・カルシウムウエハース	8枚

付章

危ない食べもの知っていますか?

農薬や食品添加物といっても、「何がどう不安なの?」という疑問をお持ちの方もいますから、簡単に不安点についてふれておきます。

まず不安点を……といっても、ただ心配しているだけでなく、具体的にどうすれば安全な食生活を送れるかを徹底的に追求したのが本書ですから、ご安心を。では、食の現状をふまえ、知っておくべき不安点をまとめてみましょう。

●残留農薬

農薬には、病気を防ぐ殺菌剤、害虫を防ぐ殺虫剤、雑草を防ぐ除草剤などがあり、約300種類が国から残留基準値を指定されています。残留農薬のある食品は、野菜・果物や肉類（有機塩素系農薬）が挙げられます。

●ポストハーベスト農薬

正確には、「ポスト・ハーベスト・アプリケーション」。収穫後に農薬を使用し、保存の間に野菜がいたんだり、虫がついたりするのを防ぐためです。日本では貯蔵庫を消毒するくん蒸剤を除いて認められていません。不安は次の2つ。

まず、畑にある間に使われた農薬は、蒸発したり太陽光線などで分解され、減っています。でも、ポストハーベストの場合は、農薬をかけて保存するだけ。減らずに高い濃度のまま残留する。

次に、ポストハーベストの農薬は、日本ではチェック不足の場合が多い。アメリカなどで使われるポストハーベスト農薬は、日本の使用基準にないものが多いのですが、ポジティブリスト制度※でチェックが可能にはなりました。

※ポジティブリスト制度…もともと日本にはネガティブリストという制度があり、一定以上の「残留を禁止した」化学物質をリスト化していました。２００６年５月発足の「ポジティブリスト制度」では、農薬をはじめ、動物用医薬品、飼料添加物など約８００品目の残留基準が決められました（要は使用してよい）。リスト以外の化学物質の残留基準は一律０・01ｐｐｍ以下に規制。すべての食品を対象に、残留基準を超えていた場合、販売を禁止する制度です。

●フェンプロパトリンやメラミン

フェンプロパトリンは、基準値を超えて中国産冷凍インゲンから検出された殺虫剤です。メラミンは、中国の牛乳や粉ミルクから検出された化学物質です。次々と中国産食品の不安問題が発生しています。

●硝酸塩

化学肥料の使いすぎや、大気中の窒素酸化物の増加などが原因で、高濃度の硝酸塩を含んだ野菜（とくに葉物類）が多くなりました。硝酸塩は口中の唾液などによって亜硝酸に変化し、健康害の不安となります。

●環境ホルモン／ダイオキシン

ダイオキシンは、塩素・水素・炭素・酸素からなります。これらの元素が入ったゴミを燃やすことなどにより発生します。このため、塩素を含んでいる塩化ビニールの使用を制限すべきだとの意見があります。

大気を汚染したダイオキシンは、土地や海水を汚し、畜産動物や魚類の脂肪にたまって、人体に害を及ぼします。

●遺伝子組み換え食品

ほかの作物から遺伝子情報を取り出して、「害虫に強い」「除草剤に強い」など、特定の目的に合うように作られた作物。新しい遺伝子からうまれたたんぱく質が、アレルギーの原因になるといわれています。生態系への不安も。

●**抗菌性物質**

合成抗菌剤と抗生物質のこと。牛や豚、鶏の飼料に混ぜたり、魚（特に養殖魚など）の病気予防のために使われる。この抗菌性物質が肉類の脂肪部分や内臓（特に肝臓）、魚肉やはらわたに残留する可能性がある。

●**女性ホルモン**

雄牛の肉を雌牛並みの柔らかい肉に仕上げるため、耳根部皮膚下に女性ホルモン剤を埋め込みます。それが肉に残留する不安があります。

●**BSE（牛海綿状脳症）**

狂牛病。脳、脊髄、目、回腸遠位部を介して、感染のある病気。人間への感染の危険性がいわれています。

ＢＳＥは、狂牛病（牛海綿状脳症）のことです。もともとイギリスで発見され、ヨーロッパに広がった謎の病気で、恐ろしいのは、病気にかかった牛を食べたときに人間にも感染する可能性が高いからです。人間が感染すると、変異型クロイツフェルト・ヤコブ病という死亡率の高い病気になります。

２００３年にアメリカで初の感染牛が発見され、日本へは牛肉の輸入が禁止されました。05年12月に輸入が再開しましたが、翌月にまた再禁止となりました。ところが、06年7月に輸入が再再開され、今日に至っています。

●食品添加物

食品の加工や保存のために製造の過程で添付するものです。色鮮やかに見せるためのもの、腐敗を防ぐためのもの、味付けに使われるもの、酸化を防ぐためのものなど、種類もいろいろです。

日本の添加物は、厚生労働大臣が安全性と有効性を確認して指定した「指定添加物」、にがりなど天然添加物として長年の使用が認められた「既存添加物」、天然香料、一般飲食物添加物など、計約１５００品目が使われています。

食品添加物の不安は、人体への有害性や人格形成への害がいわれています。

天然添加物のほうが安全なものが多いのですが、現在、「添加物」と表現する際には、「合成」「天然」という言葉は使わないことになっています。

●トランス脂肪酸

トランス脂肪酸は、マーガリンやお菓子・パンづくりに使われるショートニングなどに含まれている不飽和脂肪酸の一種です。摂取量が多いと血液中の「悪玉コレステロール」が増える不安があります。

欧米では、食品表示を義務づけたり、摂取量の規制をしていますが、日本では表示義務もありませんし、摂取量の規制もありません。

●放射性物質

放射線を出す物質のことです。健康への影響が多く指摘されているものとしては、放射線ヨウ素131や、とくに半減期の長い放射性セシウム137、ストロンチウム90があります。土壌にも長期にわたりとどまりやすいため、食べ

	不安点
	最もよく使われている保存料。亜硝酸と一緒になると、変異原性物質をつくる疑いがある
	清涼飲料水に使われている保存料。発ガン性の疑いがあり、変異原性の不安もある
	着色料の中で、赤104、105、106号は外国で使用が禁止されている。黄色4、5号、赤色2号、40号なども変異原性が疑われている。コチニールも同じ
	つけものや魚肉練り製品に使われている甘味料。1973年に発ガン性を疑われて一時禁止されたが、すぐに再認可された
	清涼飲料水などに使われている低カロリー甘味料。危険度に個人差があり、フェニルケトン尿症の一因子を持つ妊婦は要注意
	発ガン性の疑いがある酸化防止剤。この代わりにビタミンCが使われることが多くなった
	ハム、ソーセージなどに多く使われている発色剤。それ自体に発ガン性はないが、他の添加物や食品と複合することで、発ガン物質をつくる不安がある。ビタミンC添加で危険が減る
	生めん、ギョーザ、ワンタンの皮などに使われていた品質保持剤。とりすぎると腎臓、肝臓に障害を起こし、染色体異常を引き起こす不安がある
	ちくわ、ハムなど、多くの食品に使われている結着剤・品質改良剤。とりすぎると骨の形成に悪影響。貧血を招く不安も

特に注意したい食品添加物

食品添加物	表示例
ソルビン酸 ソルビン酸カルウム	保存料（ソルビン酸） 保存料（ソルビン酸K） 保存料（ソルビン酸〈K〉）※ （※）〈K〉はソルビン酸＋ソルビン酸K
パラオキシ安息香酸	パラオキシ安息香酸イソブチル パラヒドロキシ安息香酸イソブチル パラオキシ安息香酸イソブチルパラベン など他4種
赤色106号 赤色2号など コチニール色素	着色料（赤106号） 着色料（赤2号）など 着色料（コチニール）、カルミン酸
サッカリン サッカリンナトリウム	甘味料（サッカリン） 甘味料（サッカリンNa）
アスパルテーム	甘味料（アスパルテーム）
ブチルヒドロキシアニソール	酸化防止剤（BHA）
亜硝酸ナトリウム 硝酸カリウム	発色剤（亜硝酸Na） 発色剤（硝酸K）
プロピレングリコール	プロピレングリコール PG
リン酸塩	ポリリン酸Na ピロリン酸Na メタリン酸Naなど

※なお、現在、ブチルヒドロキシアニソール（BHA）、プロピレングリコール（GP）はあまり使われていません。また、不安な注意したい添加物にジフェニル（DP）、オルトフェニールフェノール（OPP）、チアベンダゾール（TBZ）、デヒドロ酢酸ナトリウムがありますが、使用対象が限られているので除外しました。

物などから体内に取り込む不安があります。

●PM2・5

中国から飛んできた微小粒子状物質（直径2・5マイクロメートル以下）です。ＰＭ２・５の不安は、その物質よりも、発がん性を持つ物質がそれに吸着されているからだといわれています。葉が巻いている野菜（結球性野菜）の葉と葉の間に入り込んでいることが不安です。

●水銀

水銀を含んだ小魚を食べることによって水銀がたまる食物連鎖の上位のマグロやメカジキ、ブリ、キンメダイなどに水銀不安がいわれています。水銀はとりすぎると中枢神経に悪影響を与える不安があります。

●ジアシルグリセロール（DAG）

「体に脂肪がつきにくい」のキャッチフレーズで大ヒットした特定保健用食品（トクホ）の食用油に、高い濃度で含まれていた物質です。この物質は加熱処理で何割かが「グリシドール脂肪酸エステル」に変化してしまうのです。この物質が不安の原因になるといわれています。

●表示義務の抜け道

パックされた加工食品の場合、使用した添加物すべてを物質名で表示することが義務付けられています。でも抜け道もあります。

加工途中で分解・中和されたり、残っていても微量とされて、表示が免除になる「キャリーオーバー」（持ち込み添加物）がそのひとつ。また、天然食品にも含まれる成分のため物質名なしに用途のみ表記すればよい「一括名表示」も。こうした中にまぎれて、無認可の添加物が使用される可能性があります。

●表示の「偽装」問題も後を絶ちません

以前は「表示に注意して、より安全なものを」と説明していたものです。でも、その表示が偽装されているとしたら、いくら努力して細かい表示を見たって、どうしようもない。

講演などでも近ごろは「何を信じていいかわからない。先生、どうにかしてください！」と言われます。その気持ちはよくわかります。

●中国産などの輸入食品

2002年に中国から輸入した冷凍ほうれんそうや野菜から基準値を超える残留農薬が検出され、法や取り締まりが強化されました。しかし、その後も次々と基準値を超える残留農薬などが検出されることがあとをたたず、中国産食品の不安が増大しています。

最近では、「中国産の原材料を含んでいない」という意味の「チャイナ・フリー」という言葉まで生まれました。しかし実際問題として、中国産の輸入食品を避けていくのは、かなり難しいのが現状。また、メーカーなどが中国産を国産と偽って食品を販売する「偽装表示」も相次いで発生しています。

今は中国産だけでなく、他の国々からもたくさんの食品が輸入されています。しかし、輸入食品の監視事務を担っている検査所は、全国でもまだまだ少ないため、他人まかせにするのではなく、自分で自分を守る努力が必要です。

加工食品のほとんどが、たとえ加工は日本であっても、中国産の素材を使っていると思って間違いないでしょう。

次の４品目については、ＪＡＳ法によって原材料の原産地表示が義務付けられました。「農産物・つけもの」「ウナギ加工品」「かつお削りぶし」「野菜冷凍食品」です。しかし素材の残留農薬に関しては、表示義務がないので消費者にわかりようがありません。

また、重量の50パーセント以下の原材料については原産国の表示の義務がありません。たとえ「国内産」と表示されていても、１００パーセント国内産とは限らないということを、覚えておきましょう。

●活性酸素

活性酸素は、口から入った細菌などをやっつける一方で、がんをはじめとする病気を引き起こしたり、シミやシワが増えるのにも一役買っているといわれます。普通酸素は原子が2つですが、活性酸素は3つ。分子構造が不安定なだけに、他の物質にくっついて酸化させる力が強いのです。そのため活性酸素の発生が多すぎると、遺伝子や細胞を酸化させて傷つけます。これが病気や老化のもと。

では、どんなとき活性酸素が発生するか？　食べ物をエネルギーに変える日々の活動でも発生するほか、大気汚染物質を吸い込んだとき、喫煙・飲酒したとき、ストレスが多いとき、紫外線や電磁波にさらされたとき、そして、食品添加物や農薬などが体内に入ったときも。有害な物質ほど活性酸素の発生量も多くなると考えられるので、いわば添加物や農薬自体の有害性とダブルで影響があることに……。

では、気になる活性酸素について、ここからQ＆Aで答えていきます。

Q　残留有害物質が体に入ったとき、どのような健康への害が発生しますか？

A　今までは、個々の残留有害物質について、健康害の不安がいわれていました。たとえば、残留農薬では、発がん性、遺伝毒性、催奇形性など。抗菌性物質では、アレルギーと薬対耐性菌の繁殖などについてでした。

ところが、近頃は、有害物質が体の中に入ってくると、体の解毒作用が働き、そのとき万病の原因となる悪玉活性酸素が発生することがわかってきました。そのため、食品残留有害物質による健康害の防ぎ方も、個々についてでなく、この悪玉活性酸素の1つに絞れるようになりました。

そこで、次のQ＆Aでは、この悪玉活性酸素について解説していくことにします。

Q 「悪玉活性酸素」について教えてください。

A 農薬やダイオキシン、食品添加物などの有害物質などの不安物質が体内に入ることで起こる健康害（がん、白内障、シミ、シワ、動脈硬化、糖尿病や老化など）は、体内で活性酸素が発生しているからといわれています。

活性酸素とは、呼吸によって体内に取り込まれた酸素分子中の電子が変化して発生するものです。体内に侵入した細菌に対抗するなどの役割もある普段から体内に存在する物質で、いわゆる「善玉活性酸素」です。

しかし、活性酸素には細胞を強く酸化させる力があるため、大量に発生すると万病のもとの「悪玉活性酸素」となって、遺伝子を傷つけ、さまざまな病気を引き起こすばかりか、老化の原因にもなるのです。

悪玉活性酸素が発生する原因はさまざまで、飲酒や喫煙、放射線、ストレスや電磁波、激しい運動による大量の酸素吸引などが挙げられますが、特に農薬や食品添加物、抗菌性物質などの摂取も大きな原因になります。

Ⓠ 悪玉活性酸素から身を守るには、どうしたらよいのでしょうか?

Ⓐ 下ごしらえで食品の残留有害物質の摂取を防いでも、どうしても体内には不安物質が入ってしまいます。そこで次の方法で身を守ります。

【A】体内に入ってきた有害物質を体外に出す。
食物繊維、とくに水溶性食物繊維を摂取します。水に溶ける食物繊維たっぷりの食材は、わかめ、モズク、昆布、ひじきなどです。

【B】スカベンジャー効果で、体内の悪玉活性酸素の害を除去する。
スカベンジャーとは、体内の悪玉活性酸素の害を除去する抗酸化物質のことです。これには、次の3種類があります。

①体内でつくる「スカベンジャー酵素」
スカベンジャー酵素は、食品には含まれていません。良質なたんぱく質と鉄、

亜鉛、マンガン、銅、セレンなどのミネラルを同時に摂取することで、体内で酵素が合成されます。

良質たんぱく質（アミノ酸スコア100）**の食材**

あじ、かつお、かれい、金目鯛、鮭、さわら、さば、さんま、しらす干し、鯛、たちうお、たら、ぶり、いわし、まぐろ、わかめ、牛肉、豚肉、鶏肉、卵、牛乳、木綿豆腐、油揚げ、納豆、かまぼこ（でんぷんなしのもの）、生クリーム、ヨーグルト、プロセスチーズ　など

＋

補酵素ミネラル（マンガン、銅、亜鉛、鉄、セレン）**のすべてを含んだ食材**

青じそ、青のり、あさつき、あさり、あしたば、油揚げ、いわし、エシャロット、枝豆、おから、オクラ、かき、カリフラワー、グリーンアスパラガス、高野豆腐、ごぼう、ごま、しらす干し、茶、豆腐、のり（乾）、帆立貝、あじ、わかさぎ　など

▼

スカベンジャー酵素

②食品から摂取する「スカベンジャービタミン」

スカベンジャービタミン（A、B_2、C、E）を兼ね備えた食材は次のとおりです。

青じそ、あさつき、あしたば、枝豆、西洋かぼちゃ、小松菜、クレソン、さやえんどう、大根の葉、のり（乾）、パセリ、ブロッコリー、ほうれんそう、モロヘイヤ　など

③食品から摂取する「スカベンジャー成分」

スカベンジャー成分を含む食材は、**キサンフィル**（かぼちゃ、鮭、イクラ、卵黄など）、**クルクミン**（カレー粉）、**グルタチオン**（ブロッコリー、ほうれんそうなど）、**各種ポリフェノール**（茶（カテキン）、大豆、みかん、コーヒー、ココア、赤ワイン、ブルーベリー）です。

Q 悪玉活性酸素から身を守っても、なお残る健康害には、どうしたら?

A 次の6つの「免疫力アップ」の食事の摂り方で防ぎます。

①いろいろな食品をバランスよく食べる。

これはすべての食事の基本です。いくら体によいからといって、同じものばかり食べていたのでは栄養のバランスに偏りが出ます。昔ながらの日本型の食事は栄養バランスに優れています。内容は、ご飯とみそ汁に主菜1品、副菜2品です。

②「アミノ酸スコア100」(人間の体が必要とするたんぱく質のうち、必須アミノ酸がバランスよく含まれているたんぱく質を〝アミノ酸スコア〟が高いといいます。100が最高の数値)**の良質たんぱく質を毎日食べる。**

免疫細胞を強くするには、各種アミノ酸が必要です。また、良質たんぱく質は、スカベンジャー酵素の材料としても欠かせません。効率のよいアミノ酸スコア100（P356）を毎日の食事に取り入れましょう。

③ファイトケミカル食品を1日3品以上摂る。

ファイトケミカルとは、野菜や果物に多く含まれるポリフェノールなどのことで「第7の栄養素」といわれるものです。白血球の働きを高め、免疫力をアップする効果があるので、次のような食材を1日3品以上食べましょう。

●カボチャ　●小松菜　●ほうれんそう　●キャベツ　●たまねぎ
●茶　●じゃがいも　●トマト　●さつまいも　●にんじん

④キノコ類を1日1種類、できるだけ毎日食べる。

キノコ類には、免疫力を高める多糖類のベータグルカンが含まれています。しめじ、まいたけ、えのきたけ、なめこなど、どれか1品を毎日食卓にのせるようにしましょう。とくにまいたけには、D‐フラクションという免疫を活性化する成分が含まれています。

⑤海藻、ヌルヌル野菜のうち1品目を毎日食べる。

海藻のメカブ、昆布、モズク、わかめなどのヌルヌル成分には、免疫機能を高めるとされるフコイダンが含まれています。なかでも昆布には、がん細胞を自滅させるU-フコイダンが豊富に含まれています。

ヌルヌル野菜、オクラ、モロヘイヤ、山芋、ジュンサイなどには、免疫力を高めるムチンが含まれ、里芋にはガラクタンというがん細胞の増殖を防ぐとされる成分が豊富に含まれています。

⑥発酵食品を毎日食べる。

ヨーグルト、ぬかづけ、納豆、みそなどです。ヨーグルトには免疫力や抗変異原性（発がんの原因となる細胞の突然変異や発がん物質の生成・作用を抑える機能）を高めるビフィズス菌を含むプロバイオティクスの善玉菌があり、ぬかづけには免疫力を高める乳酸菌が存在しています。

納豆に含まれるナットウキナーゼやアルギニンも免疫力向上に役立ち、みそのフラボノイドは、乳がんや肝臓がんの発生を抑制します。

巻末付録 どんな食材にも応用自在！　すぐに使える除毒のツボ

本書では、ごく身近な食品ばかりを取り上げました。本書に載っていない食材で不安なものでも、料理の途中の下ごしらえで、農薬や添加物は減らすことができます。というわけで、ここではそんなツボをまとめてみました。

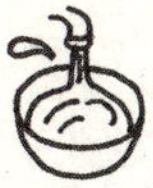	**アク抜き**	水にさらしたり、ゆでたり…残留農薬や硝酸、一部のダイオキシンなどもアクと一緒に減らせる。
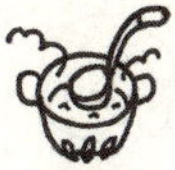	**アクを取る**	ゆでたり、煮込んだりする料理のときに。アクを丁寧にとる。おいしくなるだけでなく、農薬や抗菌性物質、女性ホルモン、ダイオキシン、魚介類の汚染物質なども除ける。
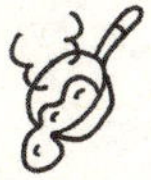	**油抜き**	油揚げや練り製品などに。熱湯をかけて、余分な油を落とす。揚げた食品に表示義務のない酸化防止剤や、酸化した揚げ油からできる有害物質も落ちる。

	**板ずり**	塩をまぶして、まな板の上でころがすと、表面の傷からクチクラ層の殺虫剤やダイオキシンが溶けだす。きゅうりだけでなく、フキなどにも。
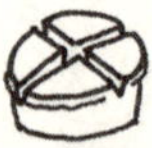	**隠し包丁**	大根やカブ、芽キャベツなどに。味がよくしみるように十字に切り目を入れる。魚の煮つけの飾り包丁も同じ効果があり、不安物質があったとしても減らせる。
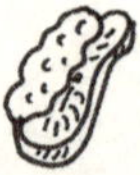	**粕漬け**	酒粕に漬ける。有害物質が引き出せる。焼くときは酒粕を落とすこと。
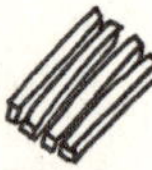	**切る**	切り口から不安物質が出るので、細かく切ったほうが効果的。みじん切りや小口切り、千切り、ささがき、乱切り、蛇腹切り、菊花切りなど。
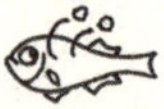	**こそげる**	野菜の皮や魚のウロコをこそげ落とす。野菜の皮の残留農薬やダイオキシン、魚のウロコ表面についた汚染物質も落ちる。

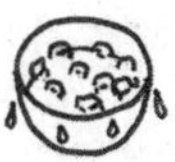	**さらす**	野菜を水にさらしたり、魚をそぎ切りにして冷水にさらす「あらい」など。水溶性の野菜のアクを取り除くと同時に不安物質も減らせる。5～10分でOK。脂肪に残留しやすい塩素系農薬やダイオキシンなどが魚を冷水にさらすことで落ちる。
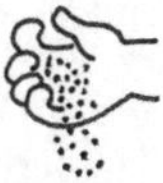	**塩もみ**	塩をふる、塩でしめる、塩でもむ、塩でゆでるなど。浸透圧で、水分と同時に環境汚染物質などを引き出す。
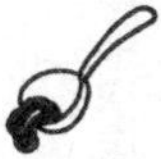	**しょうゆを使う**	しょうゆ洗い、しょうゆ漬け、割りじょうゆなど。残留農薬やダイオキシン、硝酸などを引き出し、減らせる。
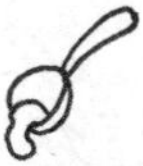	**酢を使う**	酢でしめたり、酢であらったり。余分な水分や臭みとともに有害物質も引き出す。割り酢のほうが引き出しパワーは強いよう。酢の物にする場合は、いったん酢を取り替えてから食べるのがよい。
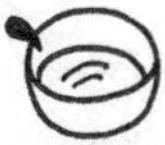	**血抜き**	レバーなどの内臓や肉の血を抜くこと。適当な大きさに切って水にひたし、血とともに臭みも抜きます。

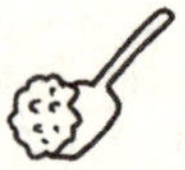	**みそを使う**	特に「みそ漬け」。みそも有害物質を引き出す力がある。
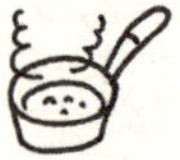	**湯を使う**	沸騰しているお湯の中にサッとくぐらせたり、お湯を上からかける「湯通し」。ゆでて、ゆで汁を捨てる「ゆでこぼし」。熱湯に浸して皮をとる「湯むき」。アクを抜くために「ゆがく」。魚に熱湯をかける「湯引き」。どれも、有害物質が溶け出るやり方です。

産地や店選びも除毒の第一歩

野菜や果物、魚介、肉などは名称と産地（とれた水域）、解凍か冷凍かの表示義務がある。「●●町産」「△△沖」など、原産地表示が詳しかったり、狭い水域のものが理想的。食用肉、食用鶏卵は、産地が国内の場合には「国産」か、都道府県名や地名が表示される。

肉は「黒毛和牛」「和牛」「黒豚」「地鶏（ほかの銘柄鶏）」などに目が行きがちですが、ブランド肉ばかりが目立つところに置いてあるところより、通常の国産肉、輸入肉を同じくらい置いてあるお店のほうが良心的。

おわりに

本書の読者に、おわりに申し上げたいことは、次のようなことです。

まず、昔ながらの調理法、料理の中に、食を安全・安心にする知恵（おばあちゃんの知恵）があり、この知恵こそが、食の安全の原理であり、この原理は、どういう時代になろうと永遠に不変だということです。

次に、皆さんは、食卓にのせてある料理に不安を感じながら食べていませんか？

それではせっかくの料理がまずくなってしまいます。料理は、まず、おいしく食べることが大切です。

そこで、いつの時代になっても、農薬や添加物などの不安を解消できる原理にもとづいた本書の「下ごしらえ」や「料理」を取り入れることで、「これで不安はなくせる」と安心して、料理をおいしく食べていただきたいのです。

愛する家族のために、本書にあるくらいの下ごしらえや料理を実践される努力は惜しまないよう、望んでやみません。

おわりに、本書の作成にご尽力いただいた武田裕子さん、この本が完成するまで熱心にご努力いただいた青春出版社の皆様に心からお礼申し上げます。

2016年　夏

増尾　清

青春文庫

最新《さいしん》ポケット版《ばん》
農薬《のうやく》・添加物《てんかぶつ》はわが家《や》で落《お》とせた
絵《え》でみてできる台所《だいどころ》の知恵《ちえ》

2016年 8月20日 第1刷

著　者　増尾《ますお》　清《きよし》
発行者　小澤源太郎
責任編集　株式会社プライム涌光
発行所　株式会社青春出版社

〒162-0056 東京都新宿区若松町 12-1
電話 03-3203-2850（編集部）
03-3207-1916（営業部）
振替番号 00190-7-98602

印刷／大日本印刷
製本／ナショナル製本
ISBN 978-4-413-09652-2